EKG an 60 Fällen lernen und üben

Ihr Bonus als Käufer dieses Buches

Als Käufer dieses Buches können Sie kostenlos unsere Flashcard-App „SN Flashcards" mit Fragen zur Wissensüberprüfung und zum Lernen von Buchinhalten nutzen. Für die Nutzung folgen Sie bitte den folgenden Anweisungen:

1. Gehen Sie auf **https://flashcards.springernature.com/login**
2. Erstellen Sie ein Benutzerkonto, indem Sie Ihre Mailadresse angeben, ein Passwort vergeben und den Coupon-Code einfügen.

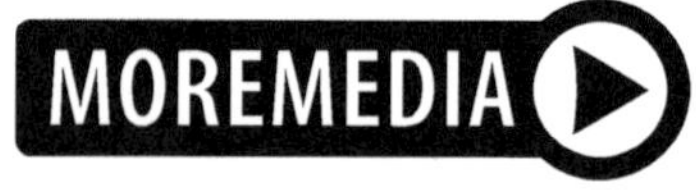

Ihr persönlicher „SN Flashcards"-App Code E213E-AB655-EE479-38715-0A484

Sollte der Code fehlen oder nicht funktionieren, senden Sie uns bitte eine E-Mail mit dem Betreff **„SN Flashcards"** und dem Buchtitel an **customerservice@springernature.com.**

Elisabeth Ratzenböck · Jens Lohrmann
Michael Kühne

EKG an 60 Fällen lernen und üben

die häufigsten Diagnosen und Fallstricke mit Selbsttest

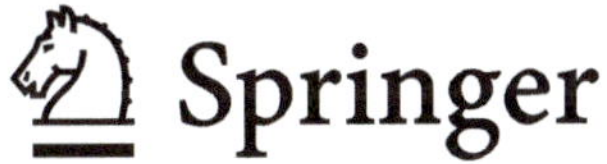

Springer

Elisabeth Ratzenböck
Notfallzentrum
University Hospital of Basel
Basel, Schweiz

Jens Lohrmann
Notfallzentrum
University Hospital of Basel
Basel, Schweiz

Michael Kühne
Kardiologie/ Elektrophysiologie
University Hospital of Basel
Basel, Schweiz

ISBN 978-3-662-60614-8 ISBN 978-3-662-60615-5 (eBook)
https://doi.org/10.1007/978-3-662-60615-5

Die Deutsche Nationalbibliothek verzeichnet diese Publikation in der Deutschen Nationalbibliografie; detaillierte bibliografische Daten sind im Internet über http://dnb.d-nb.de abrufbar.

Springer

Fotonachweis Umschlag: (c) stock.adobe.com/Monika 3 Steps Ahead
Umschlaggestaltung: deblik Berlin

Springer ist ein Imprint der eingetragenen Gesellschaft Springer-Verlag GmbH, DE und ist ein Teil von Springer Nature.
Die Anschrift der Gesellschaft ist: Heidelberger Platz 3, 14197 Berlin, Germany

Vorwort

Sind das ST-Hebungen oder doch nicht? Ist das ein Rechtsschenkelblock oder ein Linksschenkelbock? Und was mache ich mit dieser Tachykardie?

Solche Fragen stellt man sich oft, wenn man als junger Assistenzarzt im Krankenhaus die ersten Schichten alleine arbeitet oder man als nichtinternistischer Notarzt über die weiteren Schritte der Patientenversorgung entscheiden muss. Als langjährige Notfall-/kardiologische Ober- bzw. leitende Ärzte kennen wir die typischen Interpretationsprobleme von EKG-Kurven und haben daher ein Buch mit 60 „Real-life-Fällen" herausgegeben, das Ihnen den Einstieg in die Praxis erleichtern oder auch – nach längerer Pause vom klinischen Alltag – den Wiedereinstieg vereinfachen soll. Auch für Notfallsanitäter oder Pflegepersonal in Notaufnahmen und Intensivstationen ist unser Buch sehr gut geeignet.

Zur Selbstüberprüfung Ihres aktuellen Wissensstandes findet sich jeweils auf der rechten Seite des Buches ein unkommentiertes EKG, auf der Folgeseite finden Sie dann dasselbe EKG mit korrekter Diagnose und dem notwendigen klinischen Prozedere. Da wir uns primär an den Nichtkardiologen wenden, haben wir uns bewusst für einen nur kurzen Theorieteil entschieden und das Hauptaugenmerk auf die rasche und korrekte EKG-Befundung gelegt.

Viel Spass und viel Erfolg!

Basel, Schweiz

Elisabeth Ratzenböck
Jens Lohrmann
Michael Kühne

Im Februar 2020

Inhaltsverzeichnis

Über die Autoren

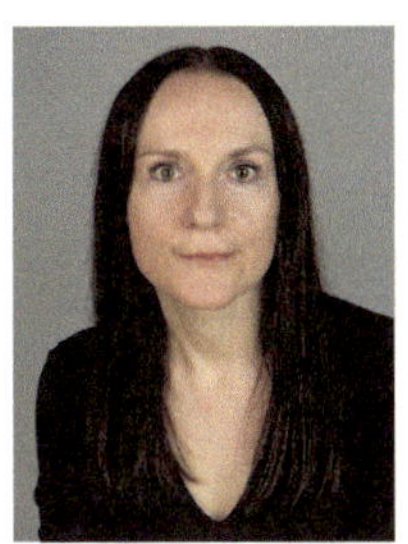

Dr. med. Elisabeth Ratzenböck Geboren in Zell am See/Österreich. Studium der Medizin in Innsbruck. Fachärztin für Allgemeinmedizin, ACLS-Instructor. Langjährige prä- und innerklinische Erfahrung in der Notfallmedizin. Elisabeth Ratzenböck ist seit 2016 Oberärztin im Notfallzentrum des Universitätsspitals Basel.

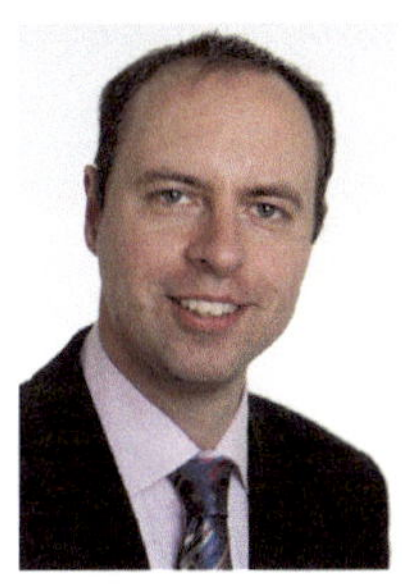

Dr. med. Jens Lohrmann Geboren und aufgewachsen in Pforzheim. Studium der Humanmedizin in Heidelberg. Facharzt für Kardiologie, Schweizer Fähigkeitsausweis für Notfallmedizin (SGNOR). Dr. Lohrmann arbeitet als Oberarzt wechselweise im Notfallzentrum sowie in der Kardiologischen Klinik des Universitätsspitals Basel

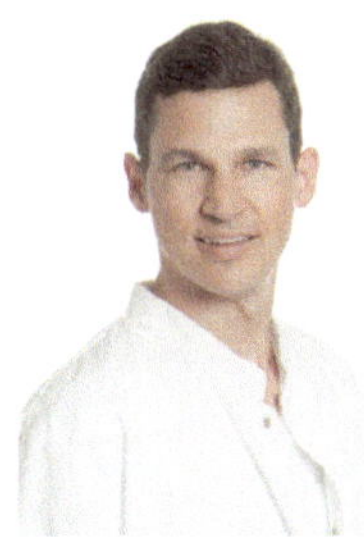

Prof. Dr. med. Michael Kühne In Basel geboren und aufgewachsen. Nach dem Studium der Humanmedizin dissertierte er auf dem Gebiet der Kardiologie. Es erfolgte die Grundausbildung in Innerer Medizin und dann die Ausbildung zum Facharzt Kardiologie am Universitätsspital Basel.

Zur weiteren Spezialisierung war Michael Kühne dann zwei Jahre an der University of Michigan in Ann Arbor in den Vereinigten Staaten tätig und absolvierte dort die amerikanische Facharztausbildung in kardialer Elektrophysiologie (Rhythmologie). Der Schwerpunkt lag dabei vor allem auf der Durchführung von komplexen Katheterablationen und der Einpflanzung von implantierbaren Defibrillatoren (ICD und CRT). Nach seiner Rückkehr in die Schweiz erfolgte die europäische Akkreditierung in Elektrophysiologie. Seine Forschungsinteressen gelten der interventionellen Behandlung komplexer Herzrhythmusstörungen wie Vorhofflimmern oder Kammertachykardien. Auf diesem Gebiet erfolgte im Jahr 2011 die Habilitation an der Universität Basel. Michael Kühne arbeitet als leitender Arzt Kardiologie/Elektrophysiologie am Universitätsspital Basel und ist Professor für Kardiologie.

Danksagung: die Umsetzung der Abbildungen verdanken wir Herrn lic. phil. Daniel Arpagaus aus Basel

Abkürzungsverzeichnis

ARVC	Arrhythmogene rechtsventrikuläre Kardiomyopathie
BGA	Blutgasanalyse
CHF	„Congestive Heart Failure"
CT	Computertomografie
DCM	Dilatative Kardiomyopathie
EKV	Elektrische Kardioversion
ER	„Early Repolarization"
ERBS	Erregungsrückbildungsstörung(en)
G6PD(-Mangel)	Glucose-6-Phosphat-Dehydrogenase(-Mangel)
HOCM	Hypertrophe obstruktive Kardiomyopathie
HZV	Herzzeitvolumen
ICD	Implantierter Cardioverter/Defibrillator
KI	Kontraindikation(en)
KHK	Koronare Herzkrankheit
LAD	„Left Anterior Descending Artery" (= RIVA)
LSB	Linksschenkelblock
LT	Linkslagetyp
MI	Myokardinfarkt
MRT	Magnetresonanztomografie
NIV	Nicht-invasive Beatmung
NOAK	Neue(s) Antikoagulans/-zien (= DOAK, direkte(s) Antikoagulans/-zien)
NSAR	Nichtsteroidale Antirheumatika
NSTEMI	Nicht-ST-Strecken-Hebungsinfarkt
PAN	Polyarteriitis nodosa
pAVK	Periphere arterielle Verschlusskrankheit
PEA	Pulslose elektrische Aktivität
PM	Pacemaker; Herzschrittmacher
PT	Perikardtamponade
RIVA	Ramus interventricularis anterior (= LAD)
RCA	„Right coronary artery"
RCX	Ramus circumflexus
ROSC	„Return of Spontaneous Circulation"
RSB	Rechtsschenkelblock
RT	Rechtslagetyp
RVOT	Rechtsventrikulärer Ausflusstrakt
s	Sekunde
SHD	„Structural Heart Disease"
SLE	Systemischer Lupus erythematodes
ST	Steiltyp
STEMI	ST-Strecken-Hebungsinfarkt
SVT	Supraventrikuläre Tachykardie
TASH	Transkoronare Ablation der Septumhypertrophie

TAVI	„Transcatheter Aortic Valve Implantation“
TEE	Transösophageale Echokardiografie
TIA	Transiente ischämische Attacke
üLT	Überdrehter Linkstyp
üRT	Überdrehter Rechtstyp
VT	Ventrikuläre Tachykardie

Teil I

Grundlagen

Koronararterien

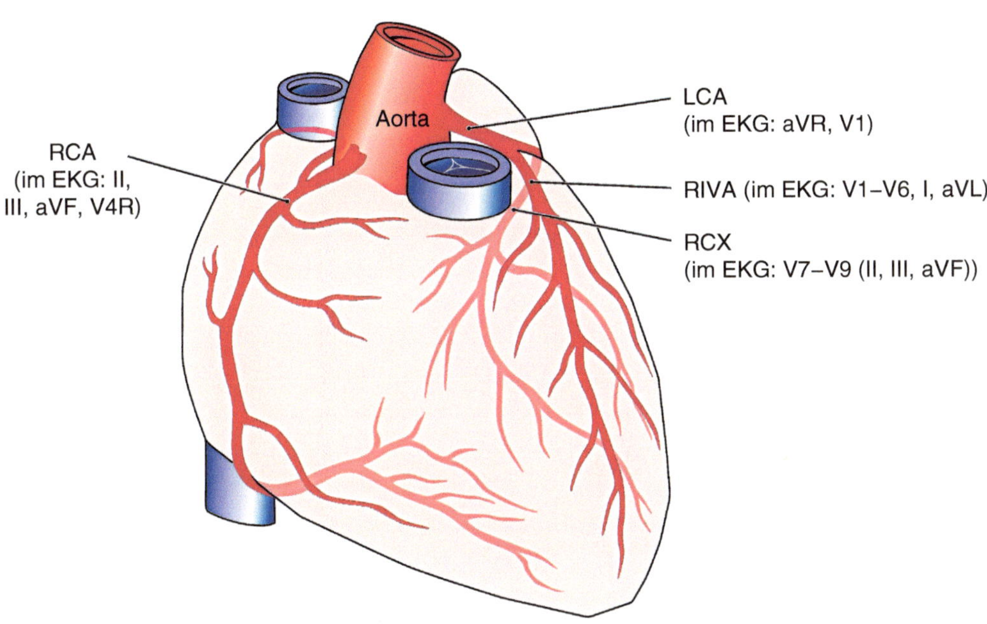

Abb. 1 Koronargefäße

LCA	=	Linke Koronararterie, „Hauptstamm“
RIVA	=	Ramus interventricularis anterior = LAD (Left Anterior Descending Artery)
RCA	=	Rechte Koronararterie
RCX	=	Ramus circumflexus

E. Ratzenböck et al., *EKG an 60 Fällen lernen und üben*, https://doi.org/10.1007/978-3-662-60615-5_1

EKG-Schreibung

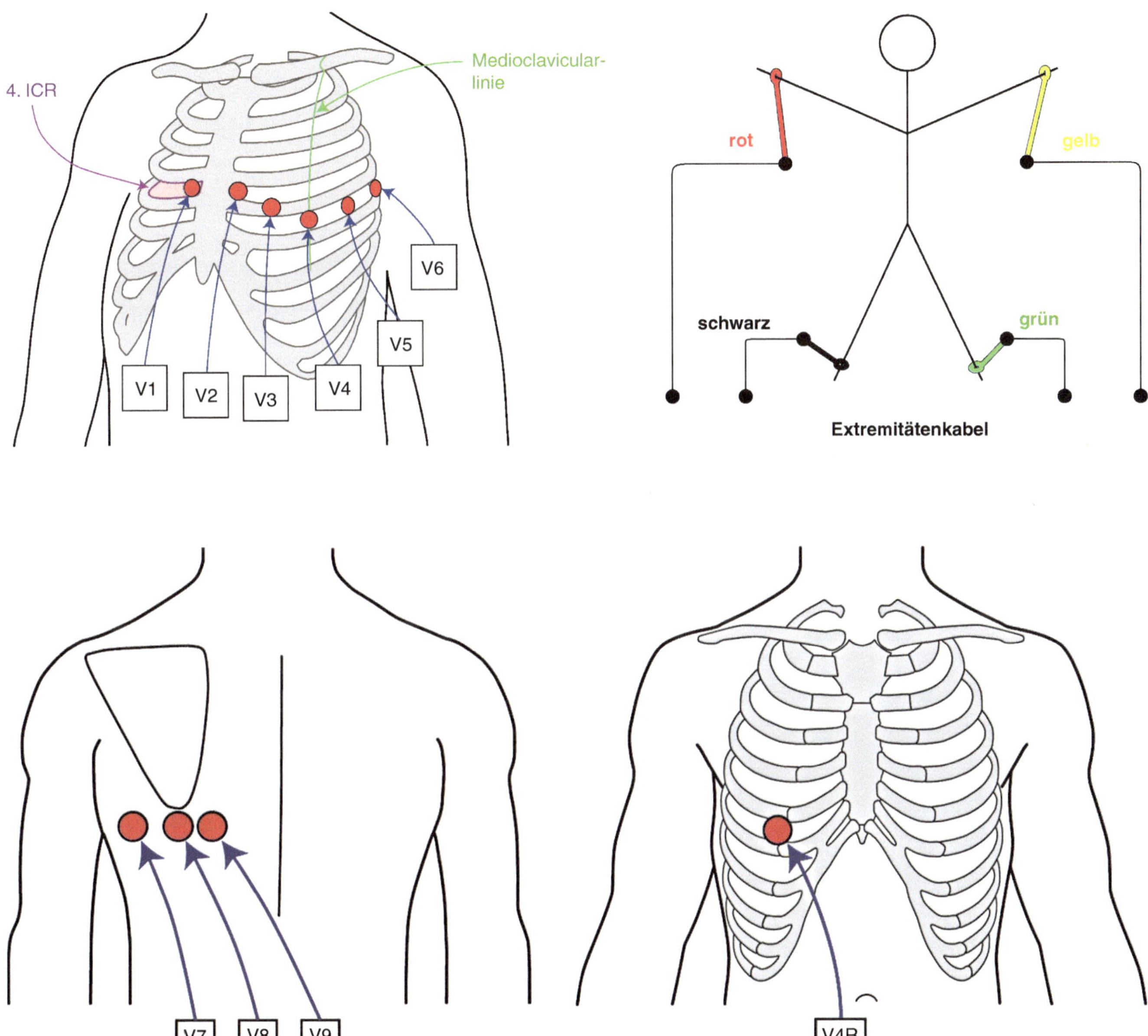

Abb. 1 EKG-Schreibung

E. Ratzenböck et al., *EKG an 60 Fällen lernen und üben*, https://doi.org/10.1007/978-3-662-60615-5_2

Praxistipp: Wenn man die Elektroden für die Extremitätenableitungen (rot/gelb/grün/schwarz) an den **proximalen** Extremitäten ableitet, ist das Risiko für Artefakte geringer.

V7-V9: Diese Ableitungen sollten bei hohem klinischen Verdacht auf einen Myokardinfarkt und fehlenden ST-Strecken-Hebungen im 12-Kanal-EKG bzw. bei ST-Senkungen über der Vorderwand geschrieben werden (-> RCX-Verschluss?). Hierzu werden üblicherweise die Elektroden V1-V3 nach posterior geklebt.

V4R: Diese Ableitung sollte bei jedem Hinterwand-STEMI geschrieben werden (-> Rechtsherzinfarkt?). Hierfür wird die Elektrode V4 spiegelbildlich zur ursprünglichen Position auf die rechte Thoraxseite geklebt.

Bestandteile der EKG-Kurve

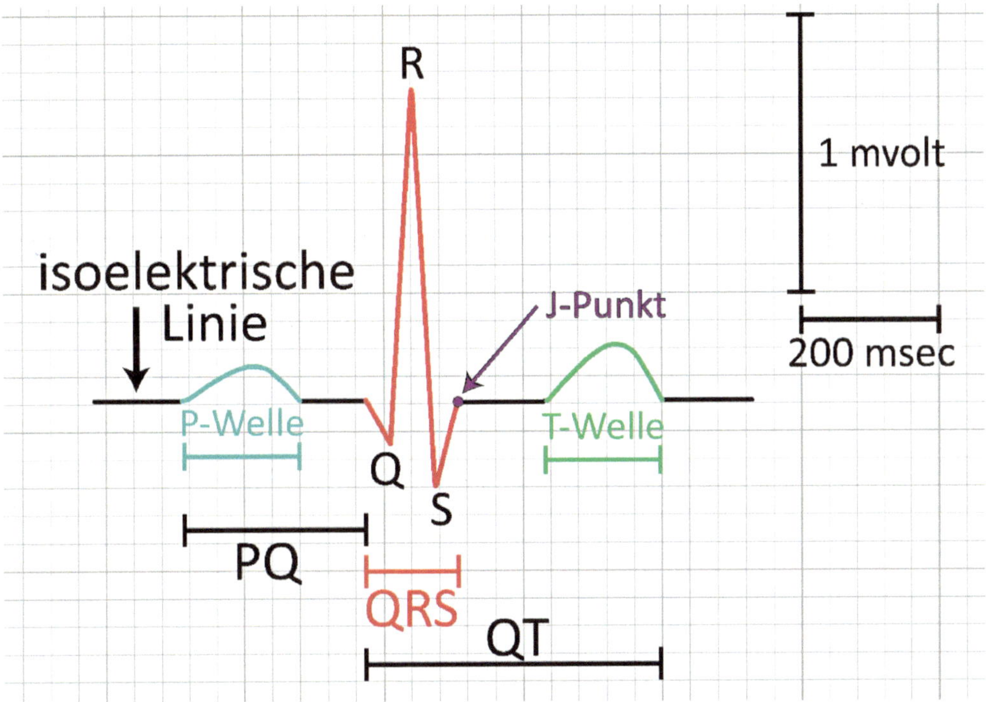

Abb. 1 Bestandteile einer EKG-Kurve

Normwerte:

PQ-Zeit: 120–200 ms

QRS-Breite: < 100 ms

QT-Zeit: frequenzabhängig, ca. 380–450 ms

P-Welle: Höhe bis 0,2 mV, Breite bis 120

Q-Zacke: kleiner als ¼ der R-Zacke, Breite < 40 ms

Hebung der **ST**-Strecke: < 0,1 mV, außer: V2/V3: hier 0,2 mV bei Männern (bzw. 0,25 mV bei Männern unter 40 Jahren) bzw. 0,15 mV bei Frauen auch noch normwertig

T-Welle: > 1/7 der R-Zacke; negative T-Wellen sind in III, aVR und V1 normal

E. Ratzenböck et al., *EKG an 60 Fällen lernen und üben*, https://doi.org/10.1007/978-3-662-60615-5_3

Bestimmung des Lagetyps

Wir beschränken uns hier auf die schnellste Methode, den Lagetyp zu bestimmen; ein Cabrera-Kreis ist hierfür nicht erforderlich.

Beurteilt werden die Ableitungen I, II und III sowie gegebenenfalls aVL/aVR hinsichtlich des Hauptausschlages des QRS-Komplexes.

⊕ = der größere Teil des QRS-Komplexes liegt oberhalb der 0-Linie

⊖ = der größere Teil des QRS-Komplexes liegt unterhalb der 0-Linie

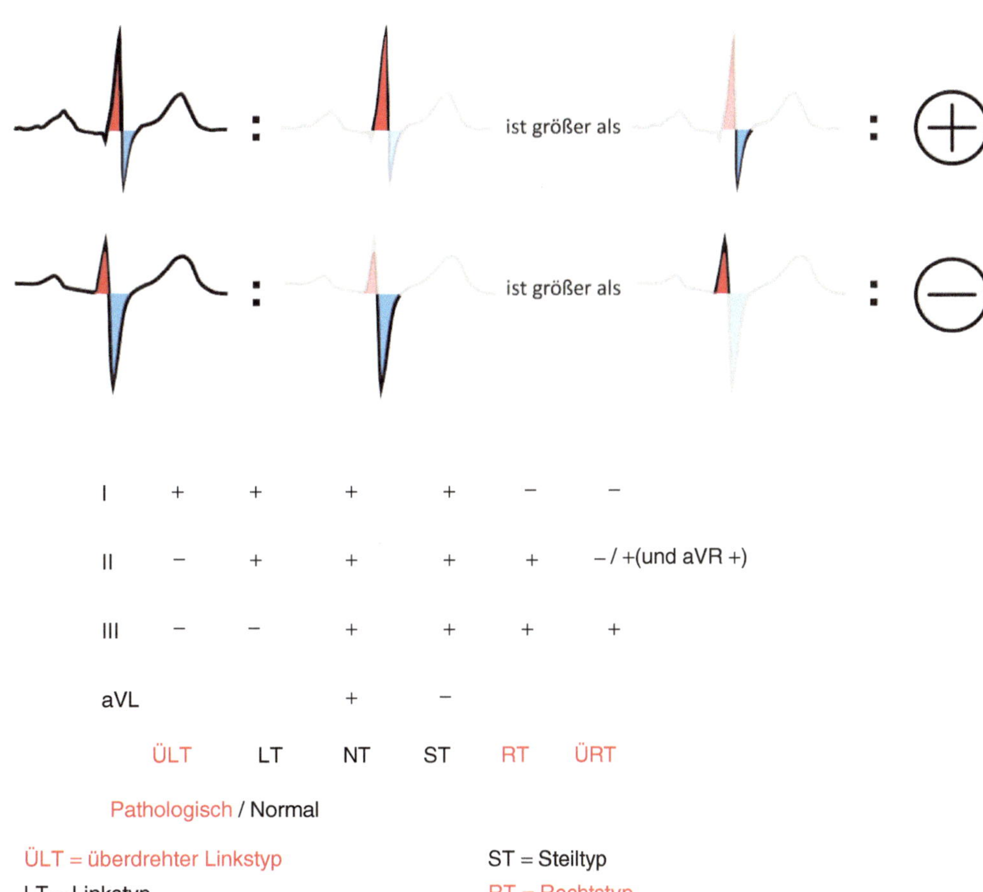

	ÜLT	LT	NT	ST	RT	ÜRT
I	+	+	+	+	−	−
II	−	+	+	+	+	−/+(und aVR +)
III	−	−	+	+	+	+
aVL			+	−		

Pathologisch / Normal

ÜLT = überdrehter Linkstyp
LT = Linkstyp
NT = Normaltyp
ST = Steiltyp
RT = Rechtstyp
ÜRT = überdrehter Rechtstyp

Abb. 1 Bestimmung des Lagetyps

E. Ratzenböck et al., *EKG an 60 Fällen lernen und üben*, https://doi.org/10.1007/978-3-662-60615-5_4

Infarktstadien

Stadienablauf beim Myokardinfarkt

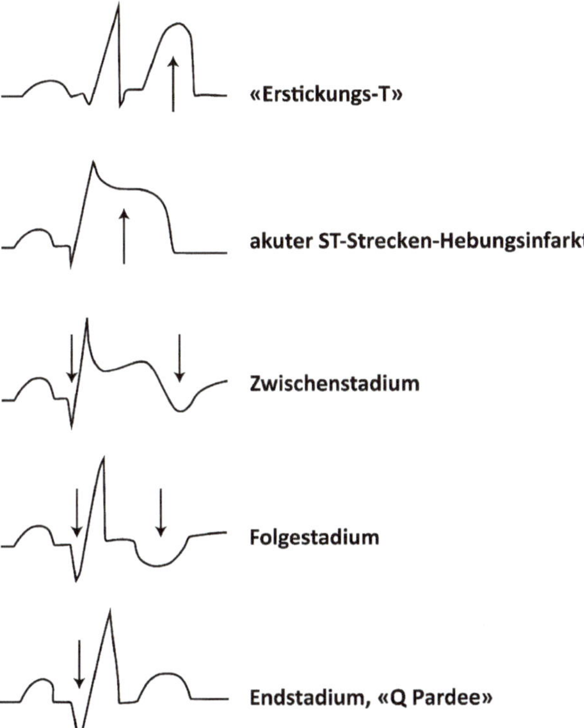

Abb. 1 Infarktstadien

ST-Strecken-Hebungs-Infarkt (STEMI) = ST-Strecken-Hebungen in mindestens zwei benachbarten Ableitungen:

- Vorderwand-STEMI = Hebungen in I, aVL, V1–V6
- Hinterwand-STEMI = Hebungen in II, III, aVF

Spiegelbildliche Veränderungen (ST-Strecken-Senkungen) finden sich mitunter:

- beim Vorderwand-STEMI in den Ableitungen II, III, aVF
- beim Hinterwand-STEMI in den Ableitungen I, aVL, V1–V6

E. Ratzenböck et al., *EKG an 60 Fällen lernen und üben*, https://doi.org/10.1007/978-3-662-60615-5_5

Myokardinfarkt (EKG 1–23)

Contents

- Klinik
- Thoraxschmerz

Thoraxschmerz

In Notaufnahmen oder Hausarztpraxen ist „Thoraxschmerz" ein sehr häufiges Symptom, hinter dem sich die unterschiedlichsten Krankheitsbilder verbergen können. Wichtig ist ein zeitnaher Ausschluss der gefährlichen Krankheitsbilder, insbesondere eines Myokardinfarktes.

▶ **Merke** Die „Big Five" des Thoraxschmerzes müssen differenzialdiagnostisch immer in Erwägung gezogen werden:

- **Myokardinfarkt**
- **Lungenembolie**
  - Anamnese: rezente Immobilisation/Operation? Nikotinabusus? Gerinnungsstörungen?
  - Klinik: Thrombose?
  - Diagnostik: D-Dimer, Wells-Score; CT-Thorax/Lungenszintigrafie bzw. Beinvenendoppler

- **Aortendissektion**
  - Anamnese: Hypertonie? Bekannte bikuspide Aortenklappe? Bekannte angeborene Bindegewebserkrankungen?
  - Klinik: je nach mitbeteiligten Gefäßen von Schlaganfall (Einriss der zerebralen Arterien) über Herzinfarkt (Einriss der Koronararterien) über Querschnittssymptomatik (Einriss der Rückenmarksgefäße) bis zur akuten Beinischämie (Einriss der Beinarterien); Diastolikum über der Aortenklappe, oft RR-/Pulsdifferenz zwischen beiden Armen, niedriger diastolischer Blutdruck
  - Diagnostik: (D-Dimer), CT-Aorta

- **Pneumothorax**
  - Anamnese: pulmonale Vorerkrankungen? Z. n. Pleurapunktion/ZVK-Anlage, …? Oft junge, schlanke Männer
  - Klinik: einseitig abgeschwächtes/fehlendes Atemgeräusch
  - Diagnostik: Sonografie (oder Thoraxröntgen)

- **Ösophagusruptur**
  - Anamnese: stärkste Thorax-/Oberbauchschmerzen nach massivem Erbrechen/Gewichtheben/Geburt...? Vorbekannte Ösophaguserkrankungen?
  - Klinik: subkutanes Emphysem?
  - Diagnostik: CT-Thorax

Klinik des Myokardinfarktes

Typisch sind retrosternale/linksthorakale Schmerzen, oft mit Ausstrahlung in den linken (seltener rechten) Arm, Hals, Kiefer, Oberbauch oder Rücken. Bei letzterem Fall muss immer auch an die Möglichkeit einer Aortendissektion gedacht werden. Oft treten auch Dyspnoe, Kaltschweißigkeit, Blässe, Angst, mitunter Blutdruckabfall oder tachykarde/bradykarde Rhythmusstörungen auf.

Cave: Frauen oder ältere Menschen präsentieren sich oft atypisch mit diffusem Unwohlsein, Übelkeit, diffusen Bauch-/Rückenschmerzen, Schwäche.

E. Ratzenböck et al., *EKG an 60 Fällen lernen und üben*, https://doi.org/10.1007/978-3-662-60615-5_6

Auch hinter atypischer Klinik („Stechen") und bei jungen Patienten kann sich ein Myokardinfarkt verbergen. Daher gibt es auch bei hoher Prätest-Wahrscheinlichkeit für „harmlose" muskuloskelettale Thoraxschmerzen keinen Grund, einem Patienten ein (kostengünstiges und fast überall verfügbares) EKG vorzuenthalten.

Auch sehr junge Menschen können Myokardinfarkte erleiden, insbesondere bei

- Koronaranomalien (z. B. Bland-White-Garland-Syndrom: hier entspringt die linke Koronararterie aus der A. pulmonalis),
- familiären Dyslipoproteinämien,
- Kokain-/Amphetaminabusus,
- Polyarthritis nodosa (PAN),
- systematischem Lupus erythematodes (SLE),
- Hypothyreose.

Einteilung des Akuten Koronarsyndroms

Das akute Koronarsyndrom (ACS) wird unterteilt in:

- STEMI (ST-Strecken-Hebungs-Infarkt): zeigt ST-Hebungen im EKG als Zeichen einer kompletten Okklusion eines Herzkranzgefäßes; bedarf einer sofortigen Koronarangiografie
- NSTEMI (Nicht-ST-Strecken-Hebungs-Infarkt): positives Troponin, jedoch keine ST-Strecken-Hebungen im EKG
  - NSTEMI Typ 1: beruht auf einer Ruptur eines atherosklerotischen Plaques; bedarf einer zeitnahen („je kränker, desto früher") Koronarangiografie
  - NSTEMI Typ 2: Myokardischämie aufgrund einer Anämie, Tachykardie, hypertensiven Krise etc.; bedarf üblicherweise keiner invasiven Diagnostik
- Instabile Angina pectoris (per definitionem Troponin 2-mal negativ): hier erst nichtinvasive Ischämiediagnostik

Bestimmung des Troponinwerts

Ursachen für eine Erhöhung des Troponinwerts sind:

- Myokardinfarkt,
- Myokarditis,
- Tako-Tsubo-Kardiomyopathie,
- Z. n. kardialen Interventionen,
- kardiale Dekompensation,
- Arrhythmien,
- Lungenembolie mit Rechtsherzbelastung,
- hypertensive Krise,
- Schlaganfall/Subarachnoidalblutung,
- Sepsis,
- Niereninsuffizienz,
- kardiotoxische Medikamente, z. B. Chemotherapeutika,
- Extremsport.

▶ **Merke** ***Bei ST-Strecken-Hebungs-Infarkt nie den Troponinwert abwarten, immer sofort zur Koronarangiografie anmelden!***
Wenn immer möglich sollte ein hochsensitiver Troponintest durchgeführt werden.
Der Troponinwert sollte nicht unkritisch im „Routinelabor" mitbestimmt werden.

Schenkelblöcke (EKG 24–34)

- Linksschenkelblock = Leitungsunterbrechung im linken Tawara-Schenkel
- LAHB (linksanteriorer Hemiblock) = Unterbrechung des anterioren Faszikels des linken Tawara-Schenkels
- LPHB (linksposteriorer Hemiblock) = Unterbrechung des posterioren Faszikels des linken Tawara-Schenkels
- Rechtsschenkelblock = Leitungsunterbrechung im rechten Tawara-Schenkel
- Bifaszikulärer Block = Rechtsschenkelblock plus LAHB oder LPHB
- Inkomplett trifaszikulärer Block =
  - Rechtsschenkelblock plus LAHB oder LPHB plus AV-Block I° oder
  - Kompletter Linksschenkelblock plus AV-Block I°

Abb. 1 Schenkelblöcke

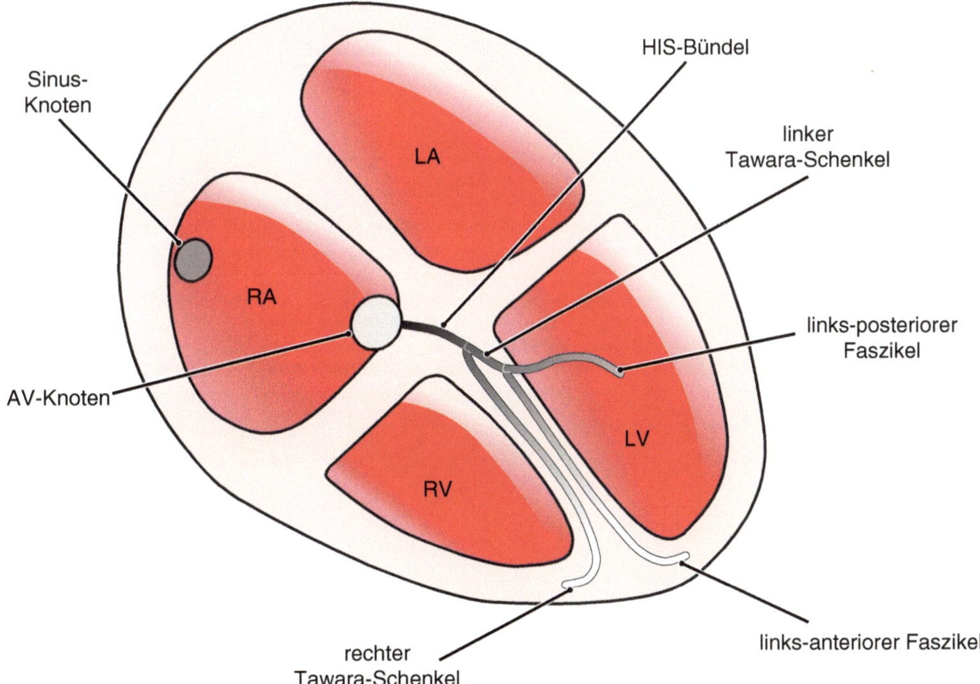

RA	=	Rechtes Atrium
LA	=	Linkes Atrium
RV	=	Rechter Ventrikel
LV	=	Linker Ventrikel

E. Ratzenböck et al., *EKG an 60 Fällen lernen und üben*, https://doi.org/10.1007/978-3-662-60615-5_7

Tachykarde Rhythmusstörungen (EKG 35–44)

Bei allen Patienten, die sich wegen Herzrasens/Herzstolperns vorstellen, sollte

- … eine kardiale Anamnese (Angina pectoris/ Belastungsdyspnoe/Orthopnoe/Nykturie/Gewichtszunahme/ Synkopen/Leistungsminderung) erhoben werden.
- … bei Sinustachykardie nach Ursachen einer Bedarfstachykardie gesucht werden (Fieber/Lungenembolie/ Anämie/Hypovolämie, …).
- … der TSH-Wert (Hyperthyreose?) sowie die Elektrolyte bestimmt werden.
- … nach (exzessivem) Konsum von Kaffee/Nikotin/Energy drinks/Drogen gefragt werden.
- … nach Hinweisen für Schlafapnoe gefragt werden.
- … nach psychischer Belastung gefragt werden.

▶ **Merke** ***Bei jeglicher Tachykardie im EKG sind primär zwei Fragen zu beantworten:***

1. ***Regelmäßig (= QRS-Abstände immer gleich) oder unregelmäßig?***
2. ***Breit- (= QRS-Breite > 120 ms) oder Schmalkomplextachykardie? („Breit = gefährlich!")***

▶ **Merke** ***Eine unregelmässige Tachykardie ist fast immer Vorhofflimmern***

E. Ratzenböck et al., *EKG an 60 Fällen lernen und üben*, https://doi.org/10.1007/978-3-662-60615-5_8

Bradykarde Rhythmusstörungen (EKG 45–51)

Bei allen bradykarden Patienten sollte

- … eine kardiale Anamnese (Angina pectoris/Belastungsdyspnoe/Orthopnoe/Nykturie/Gewichtszunahme/Leistungsminderung) erhoben werden mit Hauptaugenmerk auf Schwindel und Synkopen.
- … eine Medikamentenanamnese mit Frage nach bradykardisierenden Substanzen (Betablocker/Digitalispräparate/Amiodaron) durchgeführt werden.
- … TSH (Hypothyreose?) und die Elektrolyte bestimmt werden.
- … nach Ausübung von Leistungssport gefragt werden (bei Leistungssportlern besteht oft eine ausgeprägte Bradykardie ohne klinische Bedeutung – in Ruhe liegt hier eine parasympathische Schonstellung vor).

E. Ratzenböck et al., *EKG an 60 Fällen lernen und üben*, https://doi.org/10.1007/978-3-662-60615-5_9

Diverse Befunde (EKG 52–60)

s. EKG 52–60

E. Ratzenböck et al., *EKG an 60 Fällen lernen und üben*, https://doi.org/10.1007/978-3-662-60615-5_10

Teil II

EKG-Kurven

EKG 1: 63-jähriger Mann, Zustand nach Reanimation bei Kammerflimmern

Anamnese
63-jähriger Mann. Schockraumzuweisung bei Z. n. Reanimation/Intubation bei Kammerflimmern, Z. n. 5-maliger Defibrillation, 2-malige Adrenalingabe, 1-mal Amiodaron erhalten. ROSC (Wiedererlangung des Spontankreislaufs) nach 10 Minuten. Keine Vorerkrankungen zu eruieren.

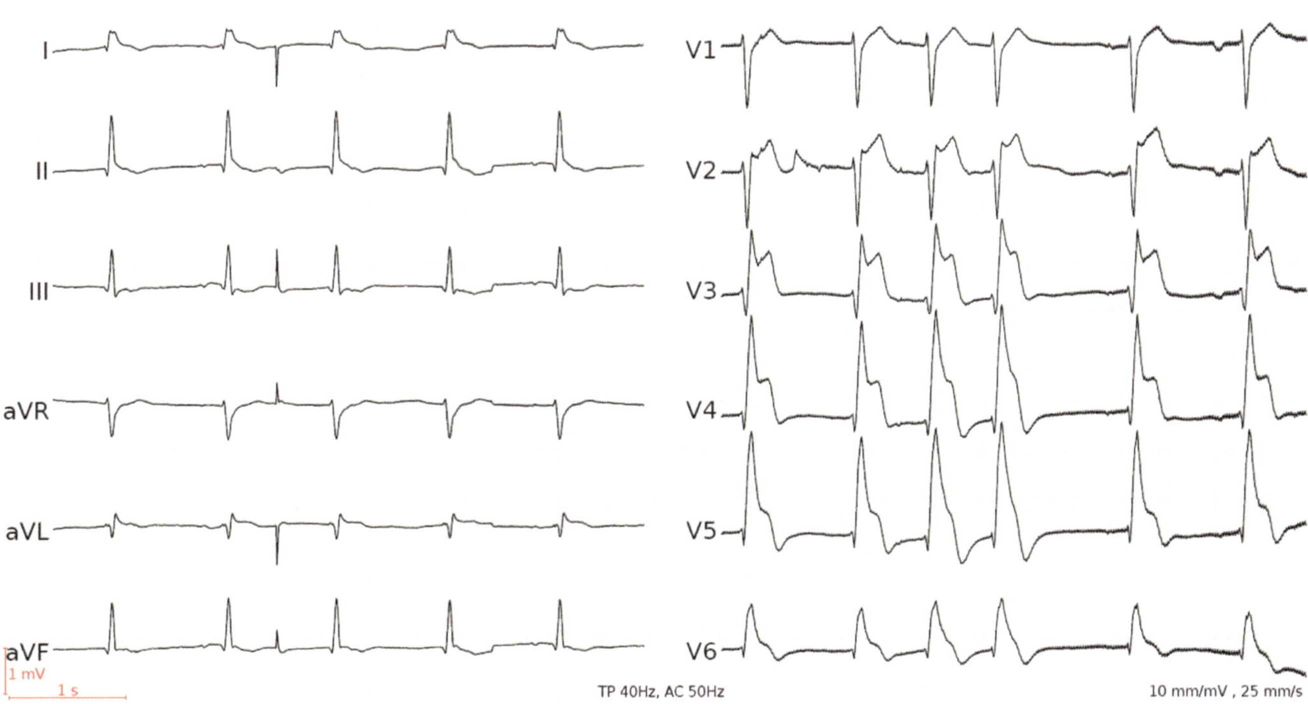

E. Ratzenböck et al., *EKG an 60 Fällen lernen und üben*, https://doi.org/10.1007/978-3-662-60615-5_11

EKG 1 HF 68 /min

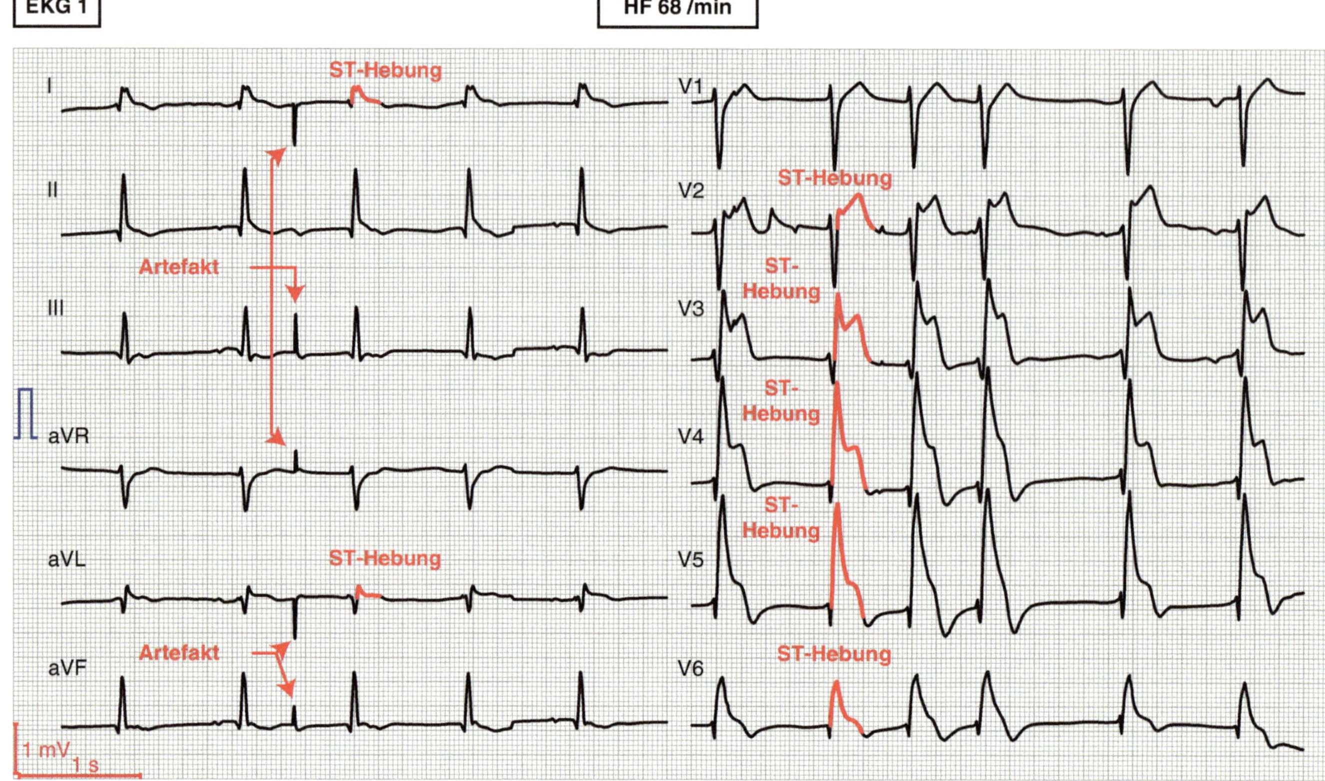

EKG

Es zeigen sich massive ST-Strecken-Hebungen in den Ableitungen V2–V6 und leichtere Hebungen in I und AVL.

Diagnose

ST-Strecken-Hebungs-Infarkt (STEMI) der Vorderwand

Procedere

- Frühestmögliche Koronarangiografie
- Loading nach Wunsch der örtlichen interventionellen Kardiologen, bei intubiertem Patienten z. B. mit ASS 250 mg i.v. plus Heparin 5000 IE i.v.

► **Merke** ***Akute ST-Strecken-Hebungs-Infarkte immer unter Voranmeldung in die nächste Klinik mit Herzkathetermöglichkeit bringen, bis dahin Monitorüberwachung, Defibrillationsbereitschaft.***

EKG 2: 62-jähriger Mann, Thoraxschmerz

Anamnese

62-jähriger Mann. Selbstvorstellung aufgrund stärkster Thoraxschmerzen. Bekannte arterielle Hypertonie sowie Diabetes mellitus Typ 2

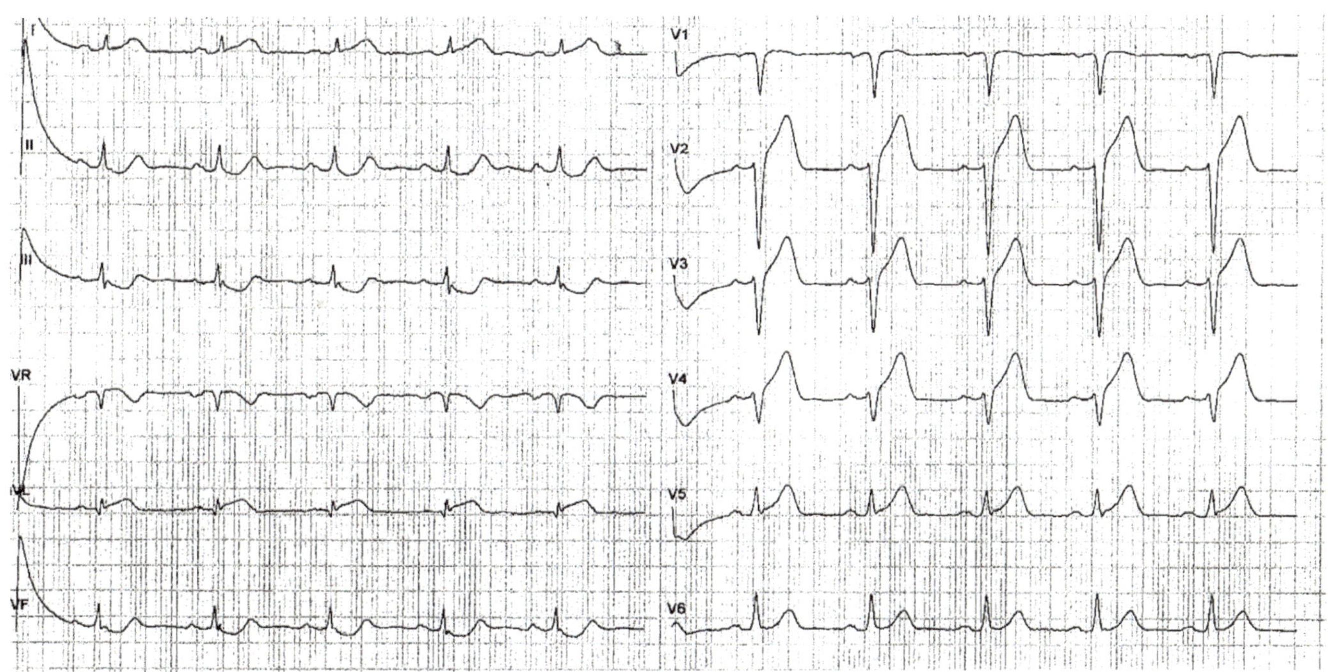

E. Ratzenböck et al., *EKG an 60 Fällen lernen und üben*, https://doi.org/10.1007/978-3-662-60615-5_12

EKG 2 HF 67 /min

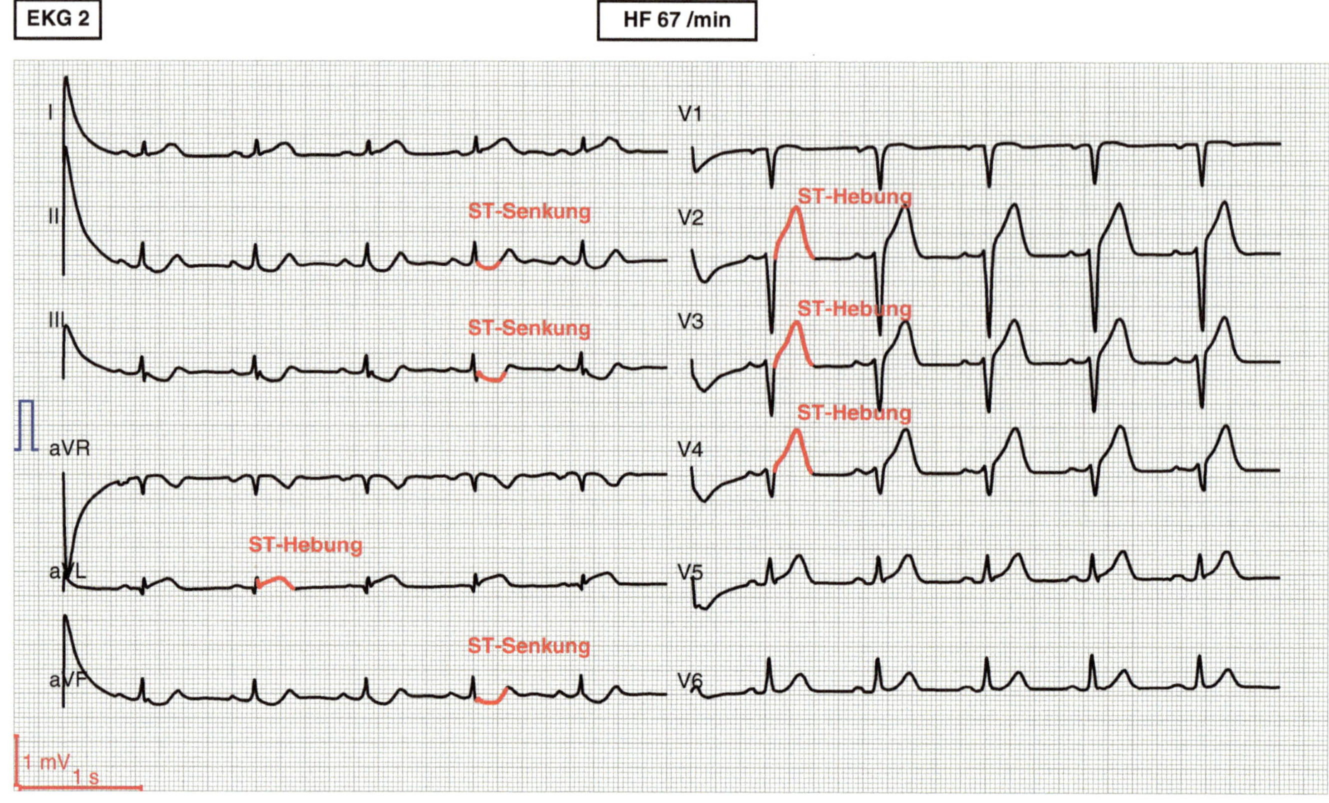

EKG

Es zeigen sich ST-Strecken-Hebungen in den Ableitungen V2–V4 sowie in aVL mit spiegelbildlichen ST-Strecken-Senkungen in Ableitung II, III und aVF.

Diagnose

ST-Strecken-Hebungs-Infarkt (STEMI) der Vorderwand

Procedere

- Frühestmögliche Koronarangiografie
- Loading nach Wunsch der örtlichen interventionellen Kardiologen, z. B. mit
  - ASS 250 mg i.v. plus
  - Heparin 5000 IE i.v. plus
  - P2Y12-Antagonist (Ticagrelor 180 mg p.o. oder Efient 60 mg p.o.) plus
  - Statin (z. B. Atorvastatin 80 mg p.o.)

EKG 3: 69-jährige Frau, Dyspnoe und Schweissausbruch

Anamnese

69-jährige Frau. Zunehmende Dyspnoe seit 3 Tagen, vor einer Stunde Exazerbation mit Schweißausbruch. Keine Angina pectoris. Nikotinabusus

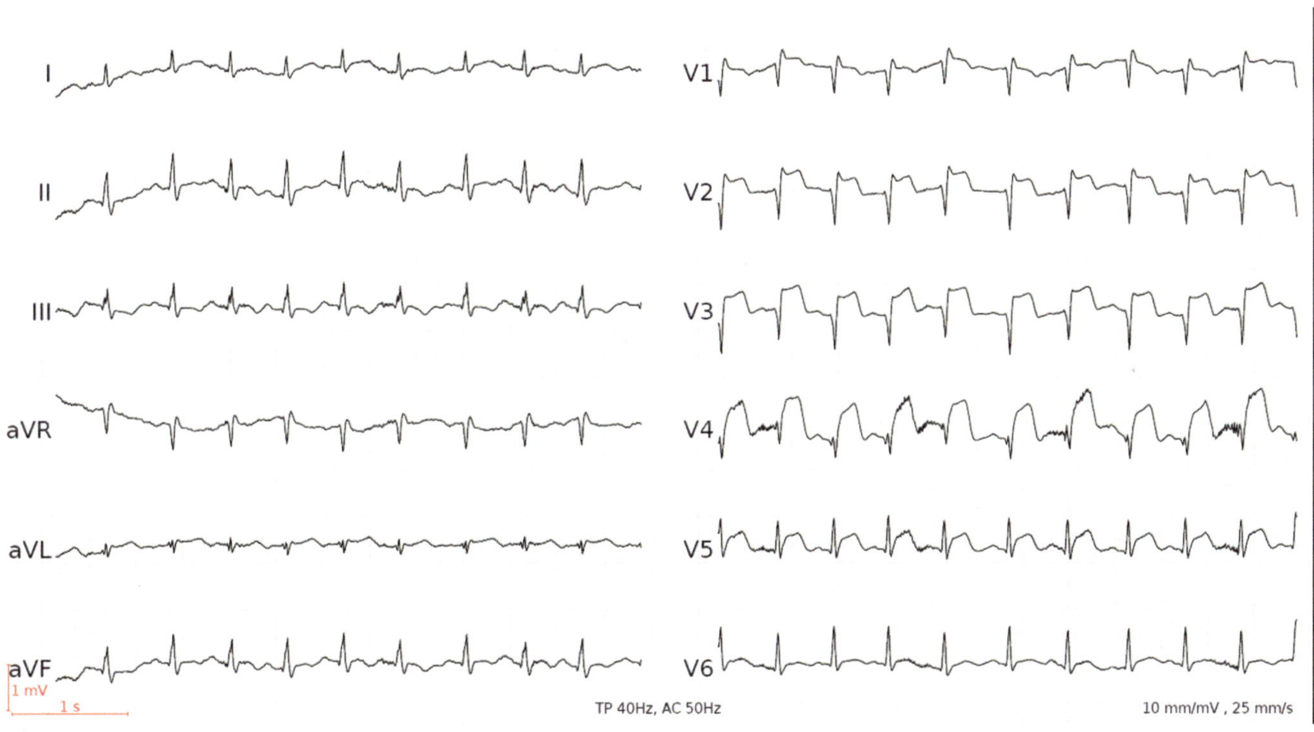

E. Ratzenböck et al., *EKG an 60 Fällen lernen und üben*, https://doi.org/10.1007/978-3-662-60615-5_13

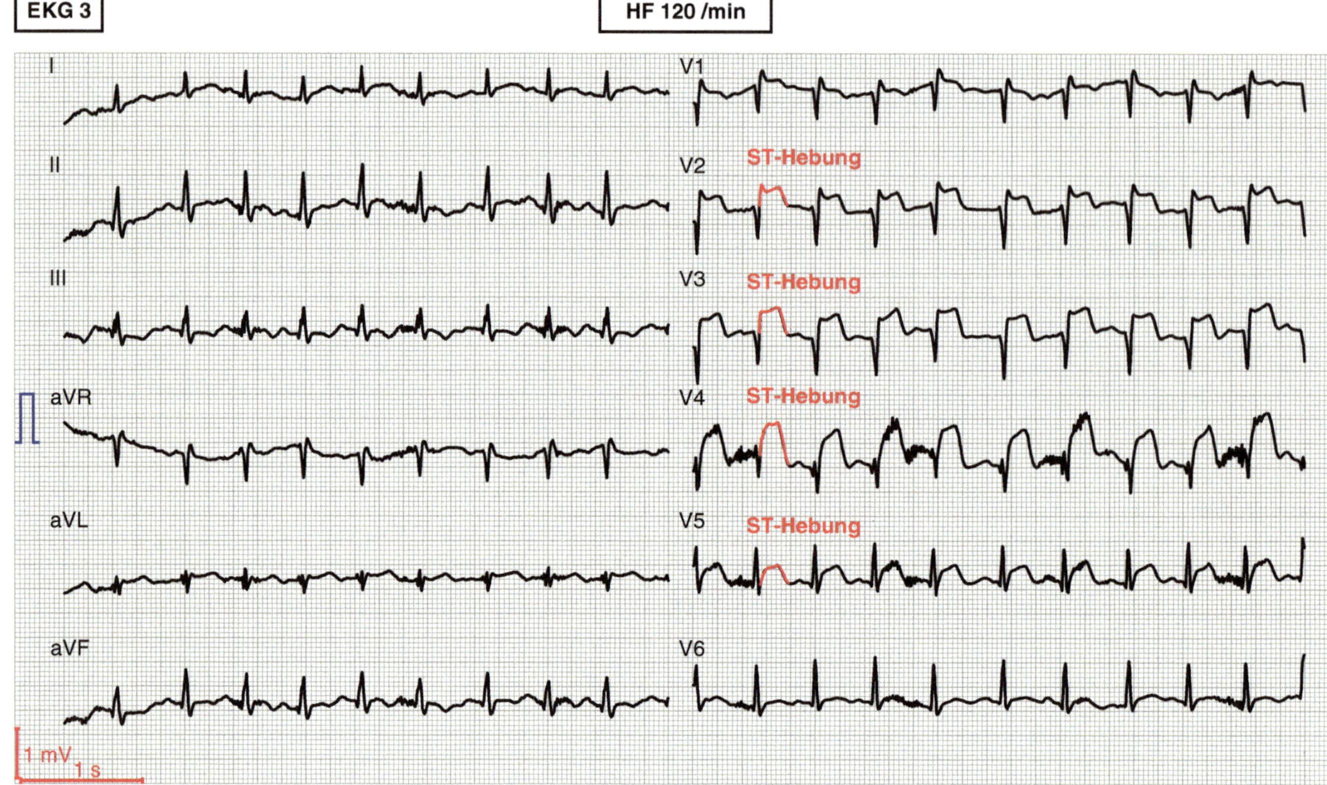

EKG

Es zeigt sich ein tachykarder Sinusrhythmus mit deutlichen ST-Strecken-Hebungen in Ableitung V2–V5.

Diagnose

ST-Strecken-Hebungs-Infarkt (STEMI) der Vorderwand

Procedere

- Frühestmögliche Koronarangiografie
- Loading nach Wunsch der örtlichen interventionellen Kardiologen, z. B. mit
  - ASS 250 mg i.v. plus
  - Heparin 5000 IE i.v. plus
  - P2Y12-Antagonist (Ticagrelor 180 mg p.o. oder Efient 60 mg p.o.) plus
  - Statin (z. B. Atorvastatin 80 mg p.o.)

EKG 4: 43-jähriger Mann, Thoraxschmerz

Anamnese

43-jähriger Mann. Akute Thoraxschmerzen und Dyspnoe. Bisher gesund, jedoch massiver Nikotinabusus

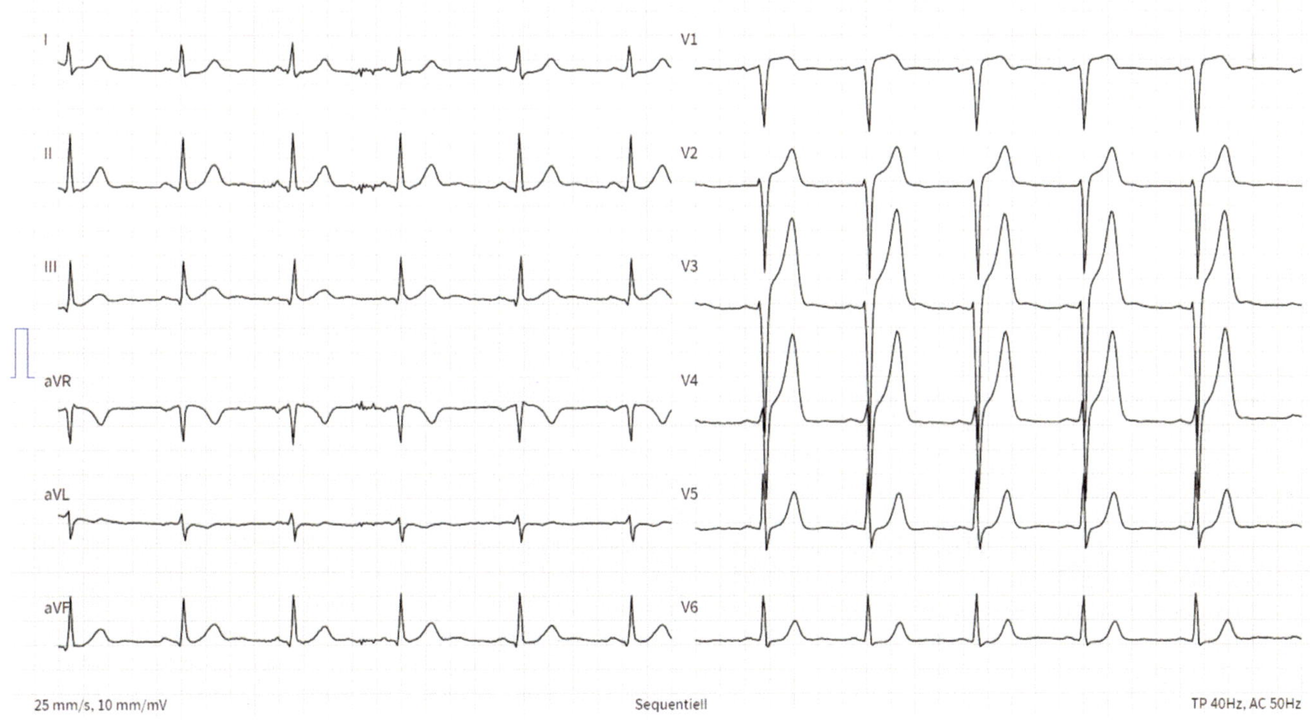

E. Ratzenböck et al., *EKG an 60 Fällen lernen und üben*, https://doi.org/10.1007/978-3-662-60615-5_14

EKG 4

HF 66 /min

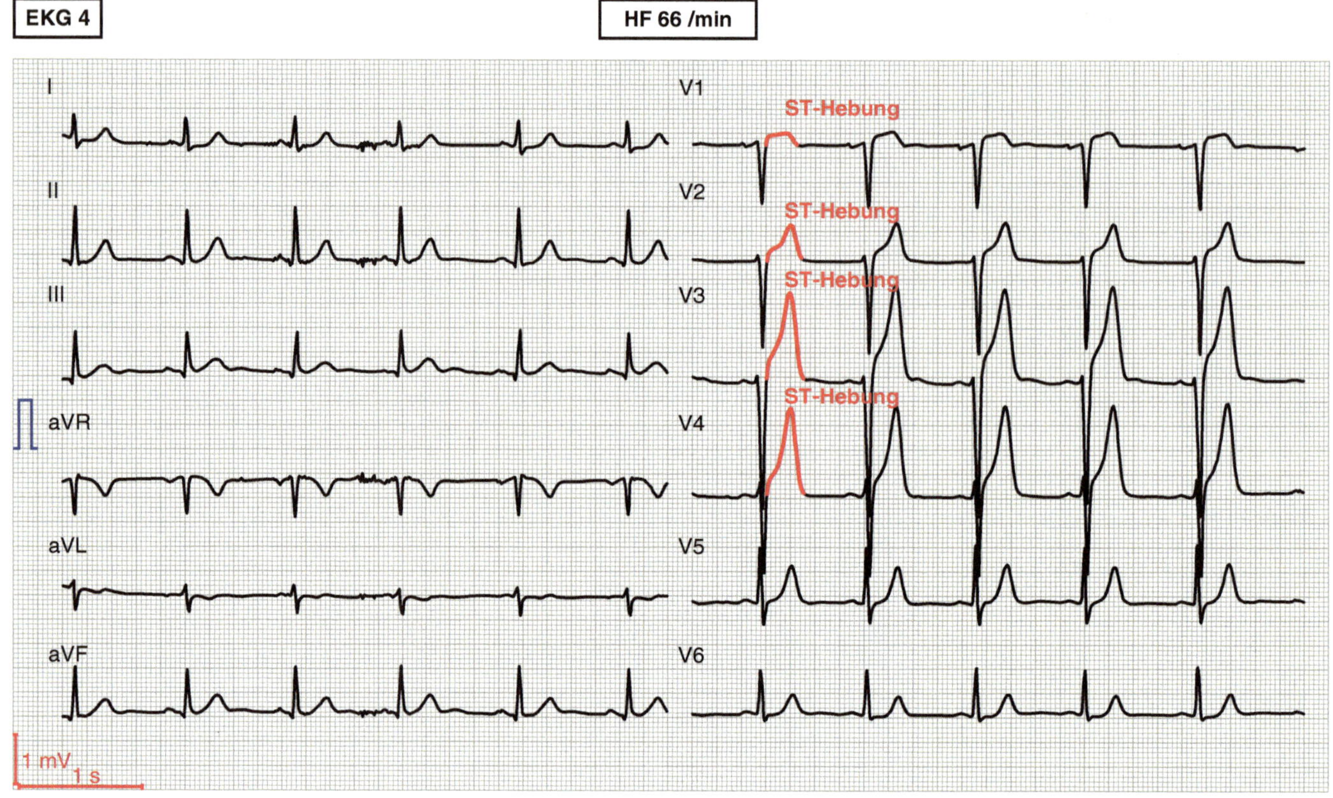

EKG

ST-Strecken-Hebungen in Ableitung V1–V4

Diagnose

(Übergang von Erstickungs-T zu) ST-Strecken-Hebungs-Infarkt (STEMI) der Vorderwand

Procedere

- Frühestmögliche Koronarangiografie
- Loading nach Wunsch der örtlichen interventionellen Kardiologen, z. B. mit
  - ASS 250 mg i.v. plus
  - Heparin 5000 IE i.v. plus
  - P2Y12-Antagonist (Ticagrelor 180 mg p.o. oder Efient 60 mg p.o.) plus
  - Statin (z. B. Atorvastatin 80 mg p.o.)

EKG 5: 61-jähriger Mann, Brennen zwischen den Schulterblättern

Anamnese

61-jähriger Mann. Brennen zwischen den Schulterblättern seit einigen Stunden. Bekannte arterielle Hypertonie sowie Hypercholesterinämie, Adipositas permagna

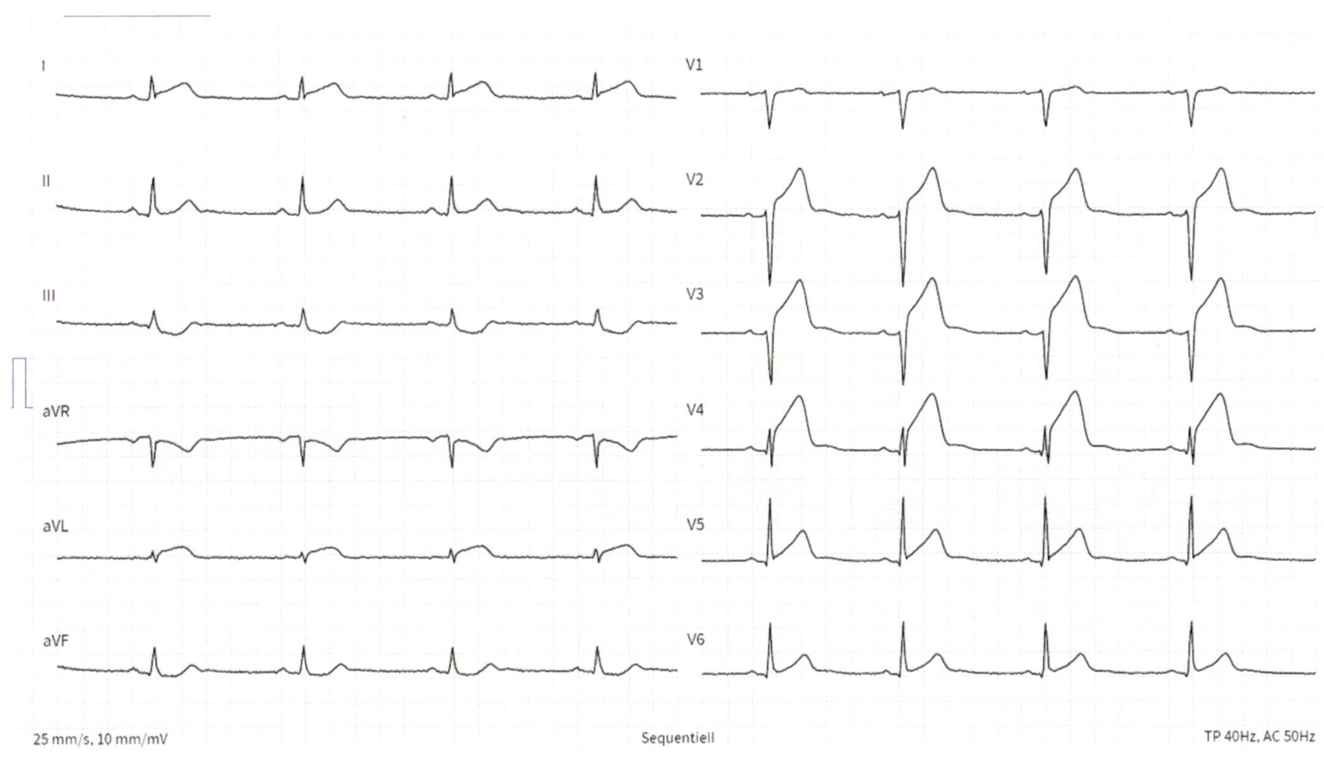

E. Ratzenböck et al., *EKG an 60 Fällen lernen und üben*, https://doi.org/10.1007/978-3-662-60615-5_15

EKG 5

HF 51 /min

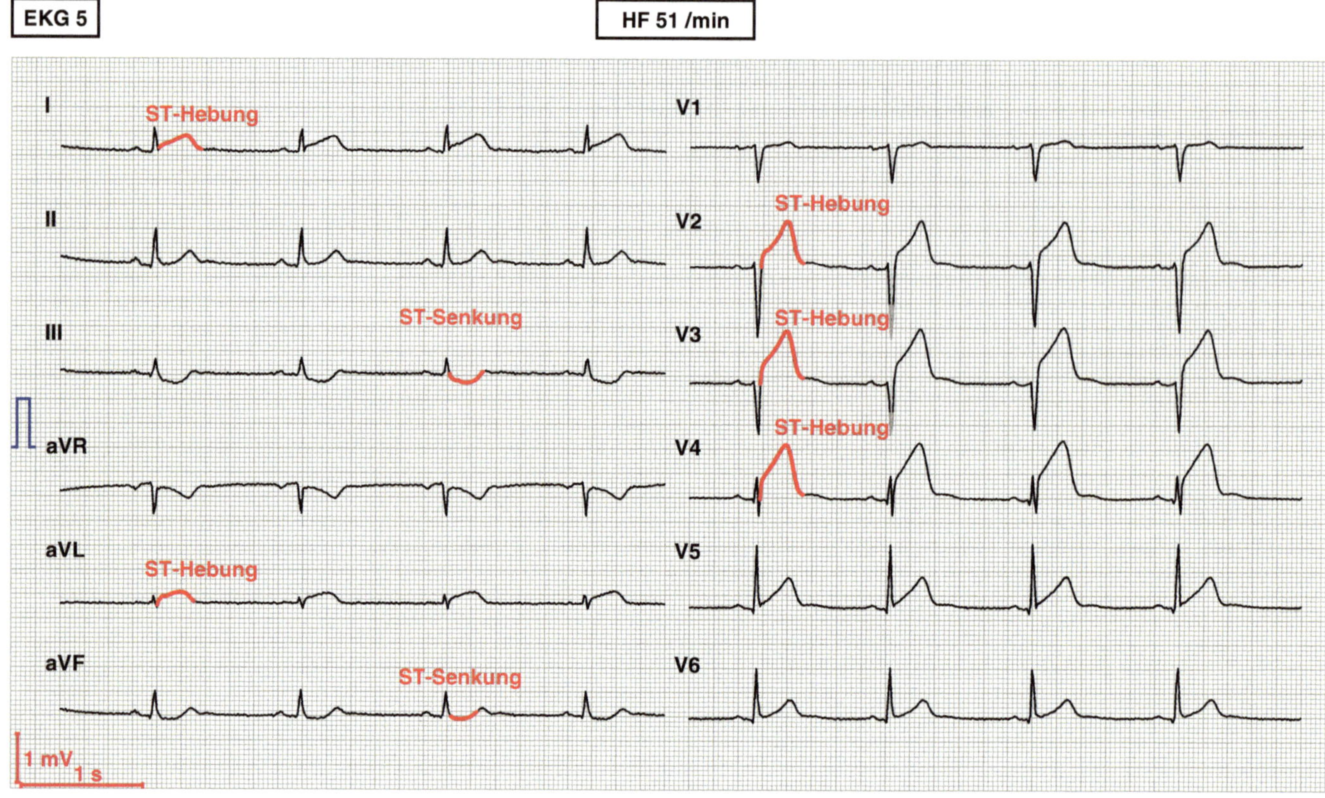

EKG

Es zeigen sich ST-Strecken-Hebungen in I, aVL und V2–V4. Es finden sich spiegelbildliche ST-Senkungen in III und aVF.

Diagnose

ST-Strecken-Hebungs-Infarkt (STEMI) der Vorderwand

Procedere

- Frühestmögliche Koronarangiografie
- Loading nach Wunsch der örtlichen interventionellen Kardiologen, z. B. mit
  - ASS 250 mg i.v. plus
  - Heparin 5000 IE i.v. plus
  - P2Y12-Antagonist (Ticagrelor 180 mg p.o. oder Efient 60 mg p.o.) plus
  - Statin (z. B. Atorvastatin 80 mg p.o.)

▶ **Merke** ***Auch eine Stanford-Typ-A-Dissektion der Aorta kann bei Mitbeteiligung der Koronarien ST-Hebungen im EKG verursachen, dies muss hier differentialdiagnostisch erwogen werden!***

EKG 6: 25-jähriger Mann, Zustand nach Raufhandel

Anamnese
25-jähriger Mann. Schädelkontusion im Rahmen einer tätlichen Auseinandersetzung; kardiale Anamnese aufgrund Alkoholintoxikation nicht eruierbar.

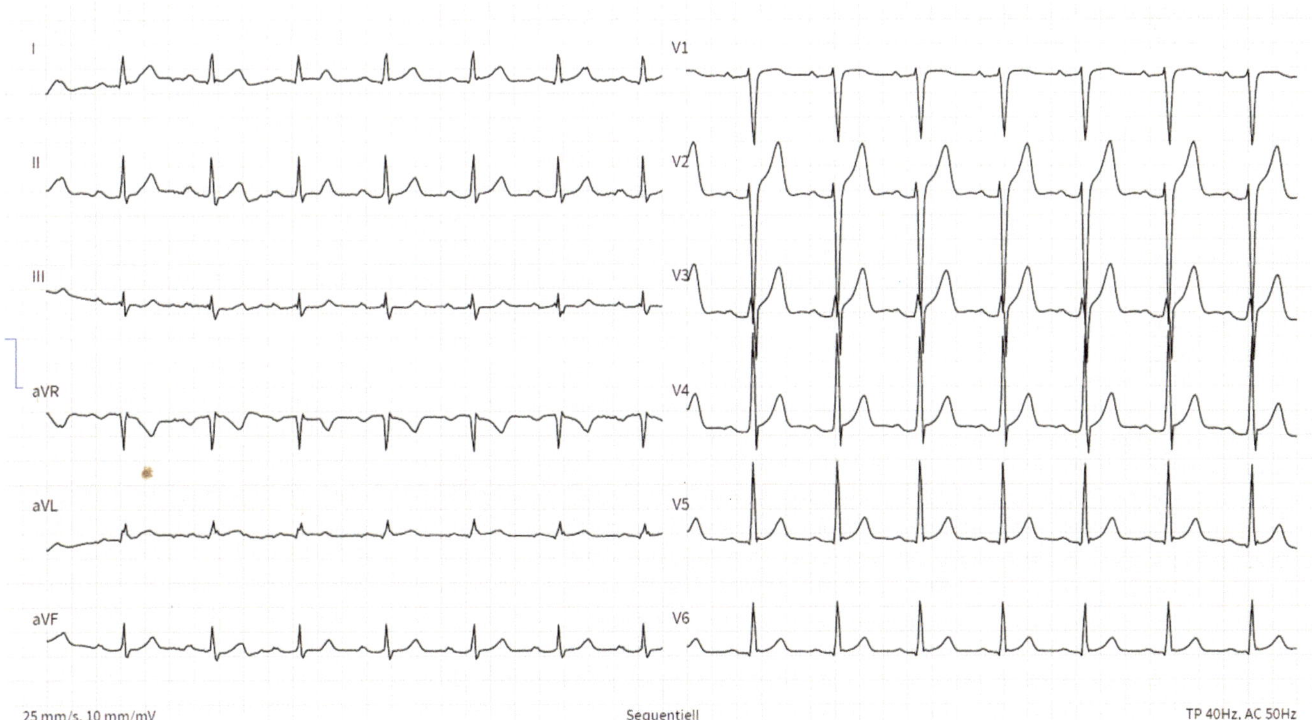

E. Ratzenböck et al., *EKG an 60 Fällen lernen und üben*, https://doi.org/10.1007/978-3-662-60615-5_16

EKG 6

HF 87 /min

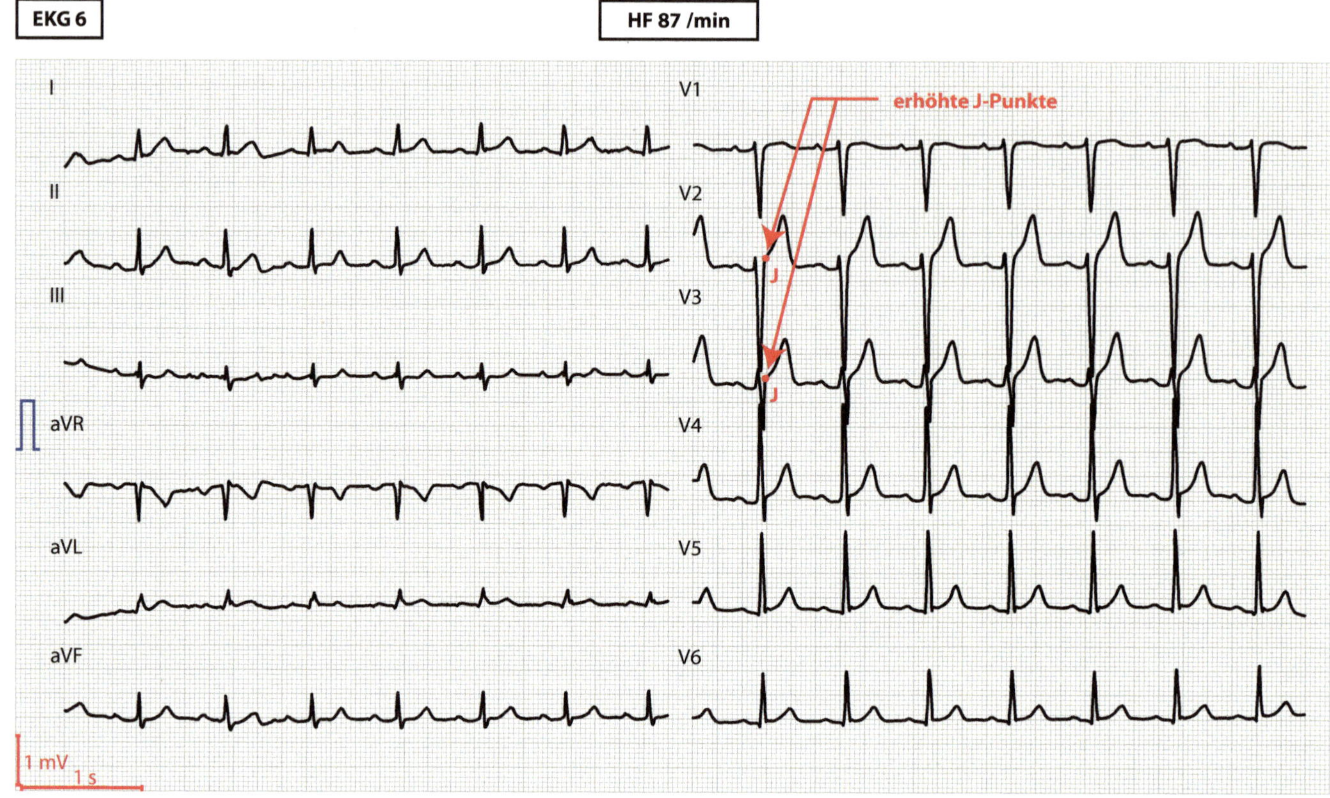

EKG

Es zeigen sich erhöhte J-Punkte in V2 und V3, jedoch keine ST-Strecken-Hebungen! (vgl. z. B. EKG 4)

Diagnose

Early Repolarization

Procedere

Akut keine Konsequenzen; ein erhöhtes Risiko für plötzlichen Herztod wird jedoch diskutiert. Die ER-Konfiguration im EKG ist sehr häufig (ca. 5-13% der Bevölkerung), das absolute Risiko eines plötzlichen Herztodes dürfte bei ansonsten Gesunden jedoch sehr gering sein.

EKG 7: 82-jähriger Mann, Belastungsdyspnoe und Thoraxschmerzen

Anamnese

82-jähriger Mann. Seit 3 Tagen zunehmende Belastungsdyspnoe, akut heftige Thoraxschmerzen. Gibt keine Vorerkrankungen an, keine Dauermedikation

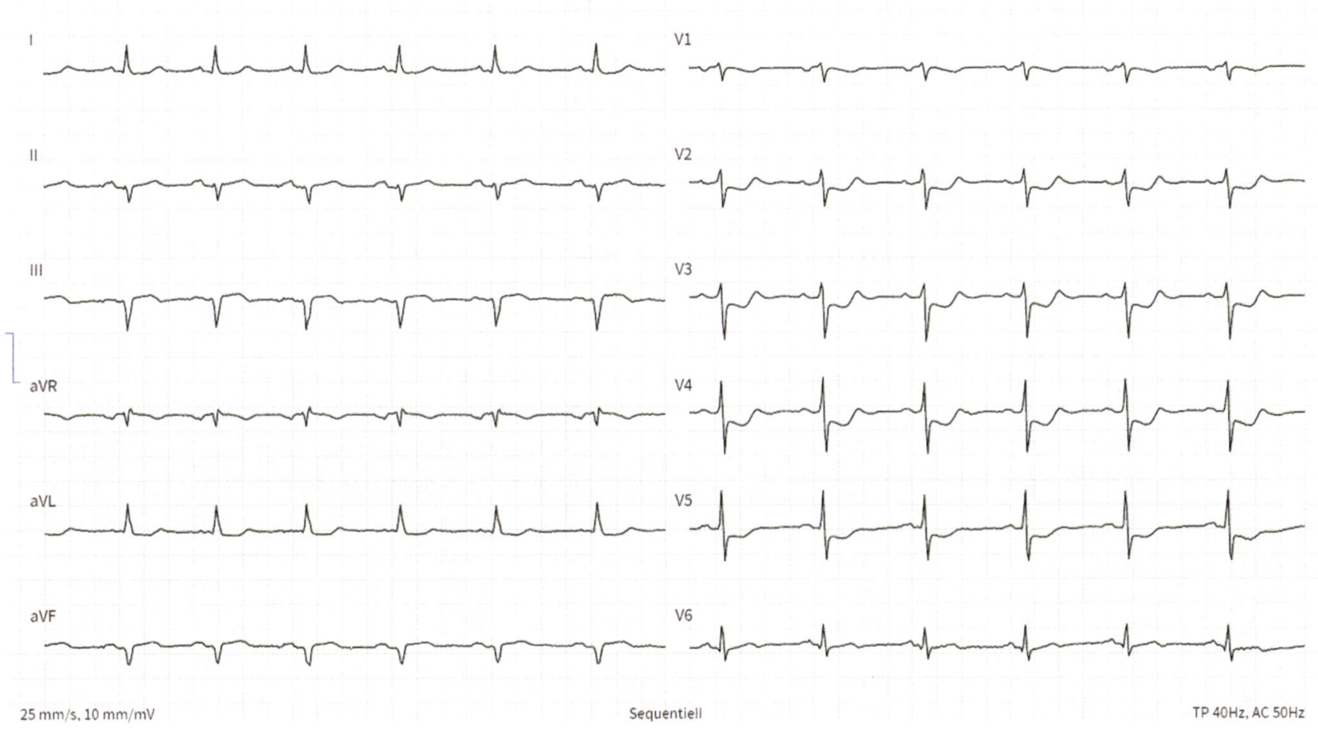

E. Ratzenböck et al., *EKG an 60 Fällen lernen und üben*, https://doi.org/10.1007/978-3-662-60615-5_17

EKG 7 **HF 76 /min**

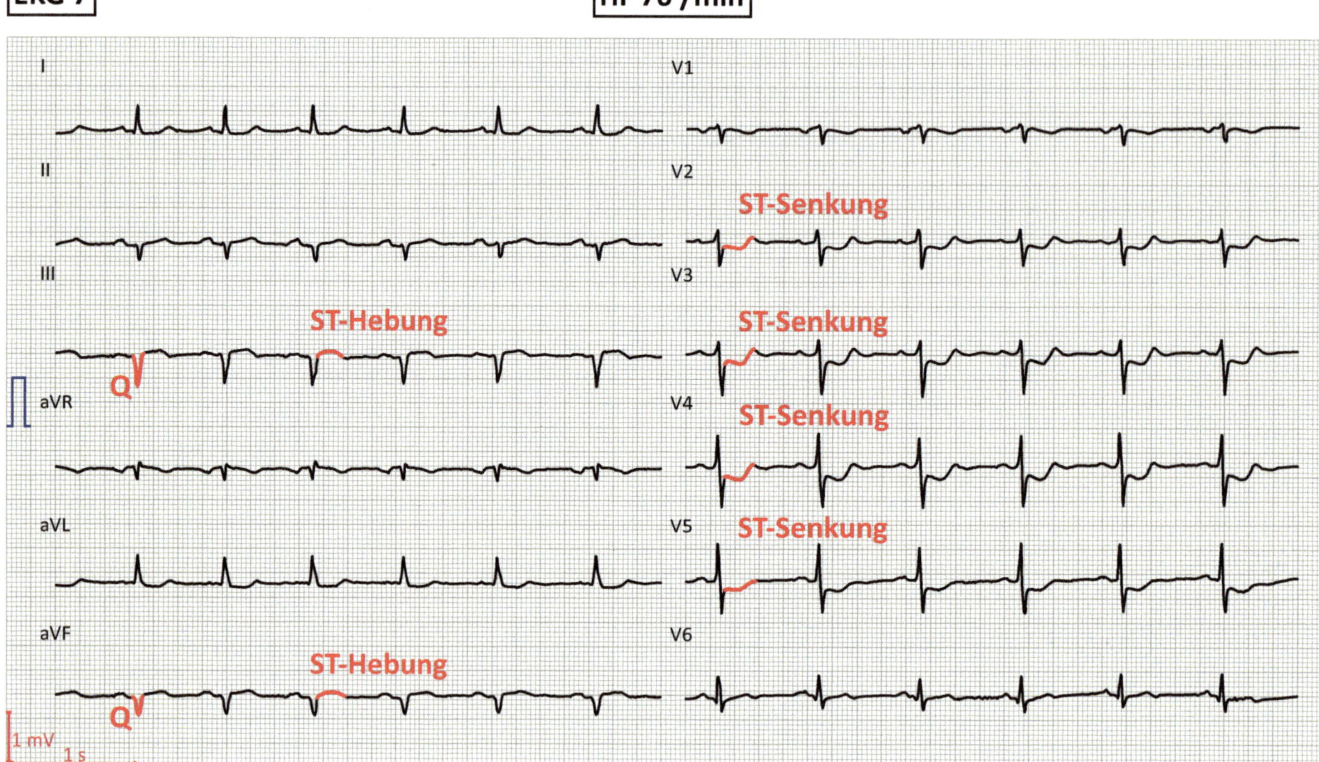

EKG

Gering ausgeprägte, jedoch relevante (1 mm) ST-Strecken-Hebungen in Ableitung III und aVF aus der Q-Zacke, die leicht übersehen werden könnten. Es zeigen sich spiegelbildliche ST-Strecken-Senkungen in Ableitungen V2–V5 und angedeutet in aVL.

Diagnose

ST-Strecken-Hebungs-Infarkt (STEMI) der Hinterwand

Procedere

- Frühestmögliche Koronarangiografie
- Loading nach Wunsch der örtlichen interventionellen Kardiologen, z. B. mit
  - ASS 250 mg i.v. plus
  - Heparin 5000 IE i.v. plus
  - P2Y12-Antagonist (Ticagrelor 180 mg p.o. oder Efient 60 mg p.o.) plus
  - Statin (z. B. Atorvastatin 80 mg p.o.)

▶ **Merke** ***Bei ST-Strecken-Senkungen im EKG (diese mitunter ausgeprägter als die Hebungen) immer nach spiegelbildlichen Hebungen suchen, Hebungen sind immer als dominant zu erachten.***

EKG 8: Selber Patient wie bei EKG 7 (82-jähriger Mann, Belastungsdyspnoe und Thoraxschmerzen)

Anamnese

Selber Patient wie bei EKG 7 (82-jähriger Mann, Belastungsdyspnoe und Thoraxschmerzen)

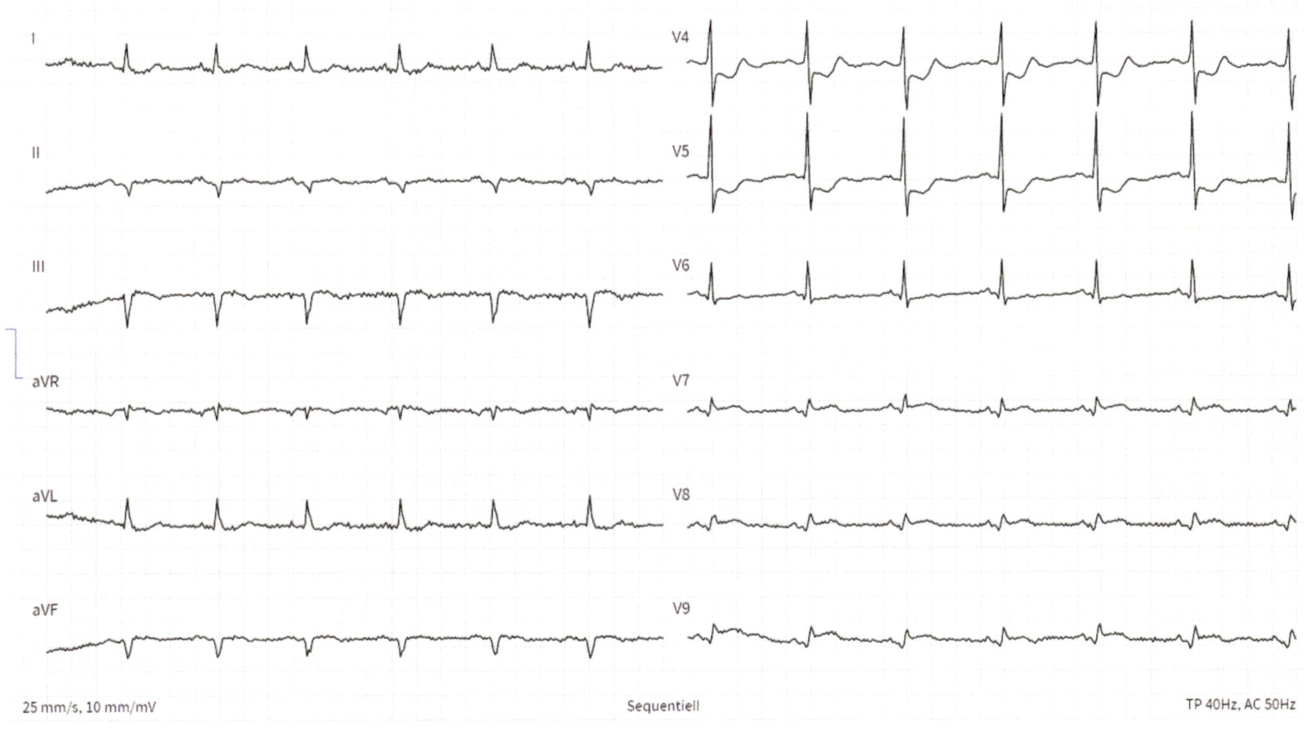

E. Ratzenböck et al., *EKG an 60 Fällen lernen und üben*, https://doi.org/10.1007/978-3-662-60615-5_18

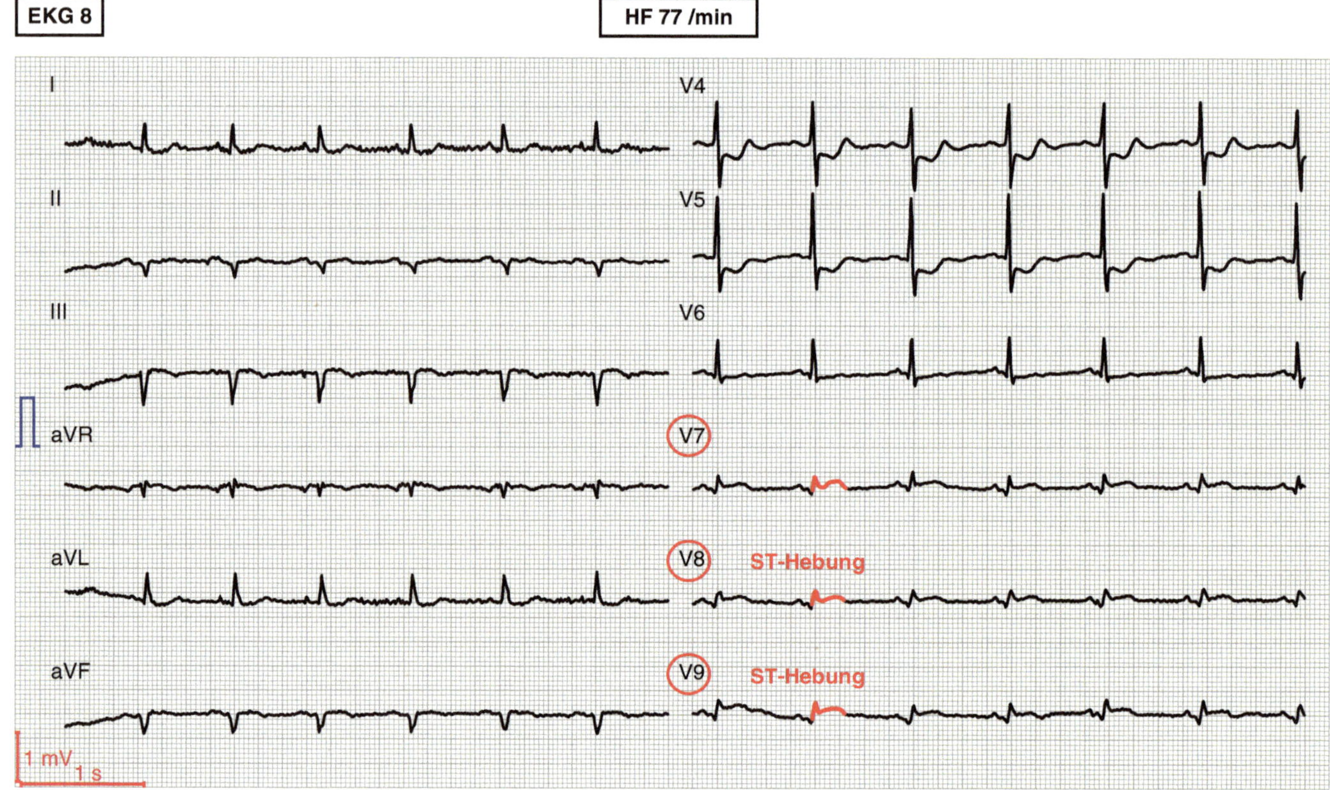

EKG

Zur Vervollständigung der Diagnostik wurden die Ableitungen V7–V9 geschrieben; hier sieht man ST-Strecken-Hebungen (besonders gut sichtbar in V9), also ist die Ursache des Infarktes ein Verschluss des RCX.

Diagnose

ST-Strecken-Hebungs-Infarkt (STEMI) der Hinterwand – verursacht durch Verschluss des Ramus circumflexus (RCX)

Procedere

- Frühestmögliche Koronarangiografie
- Loading nach Wunsch der örtlichen interventionellen Kardiologen, z. B. mit
  - ASS 250 mg i.v. plus
  - Heparin 5000 IE i.v. plus
  - P2Y12-Antagonist (Ticagrelor 180 mg p.o. oder Efient 60 mg p.o.) plus
  - Statin (z. B. Atorvastatin 80 mg p.o.)

EKG 9: Selber Patient wie in EKG 7 und 8 (82-jähriger Mann, Belastungsdyspnoe und Thoraxschmerzen)

Anamnese

Selber Patient wie in EKG 7 und 8 (82-jähriger Mann, Belastungsdyspnoe und Thoraxschmerzen)

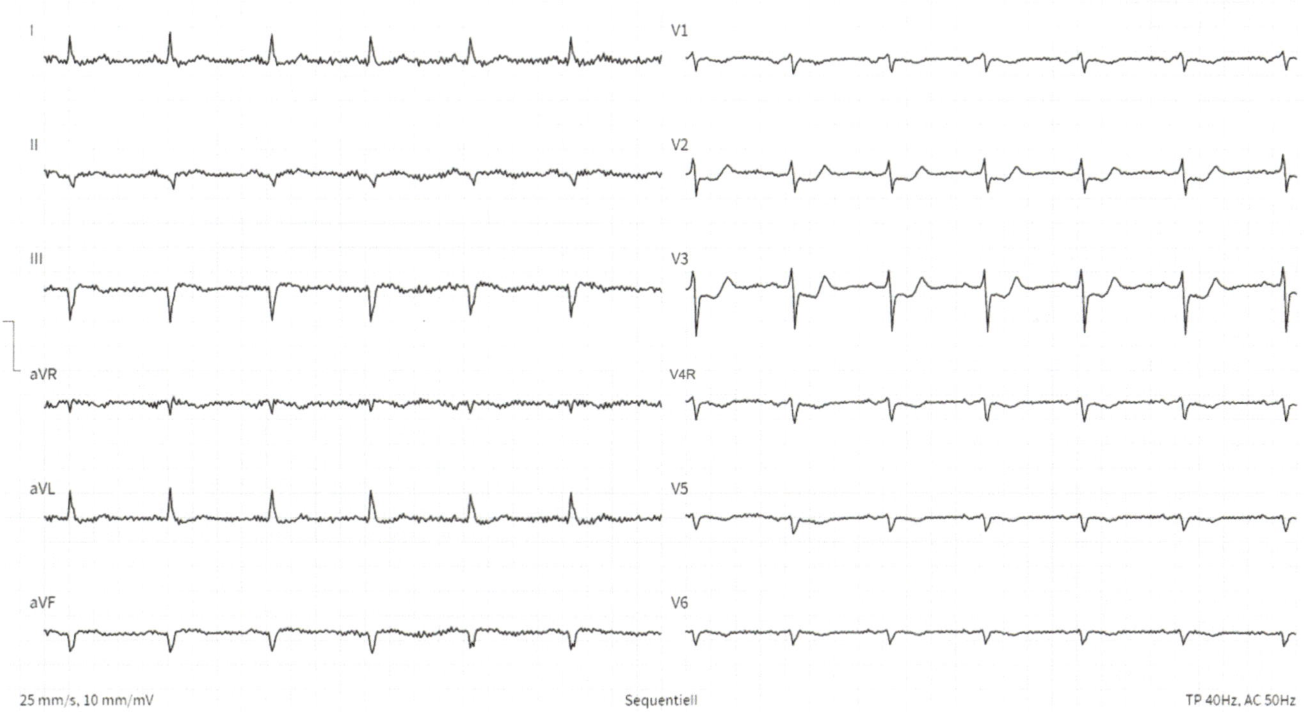

E. Ratzenböck et al., *EKG an 60 Fällen lernen und üben*, https://doi.org/10.1007/978-3-662-60615-5_19

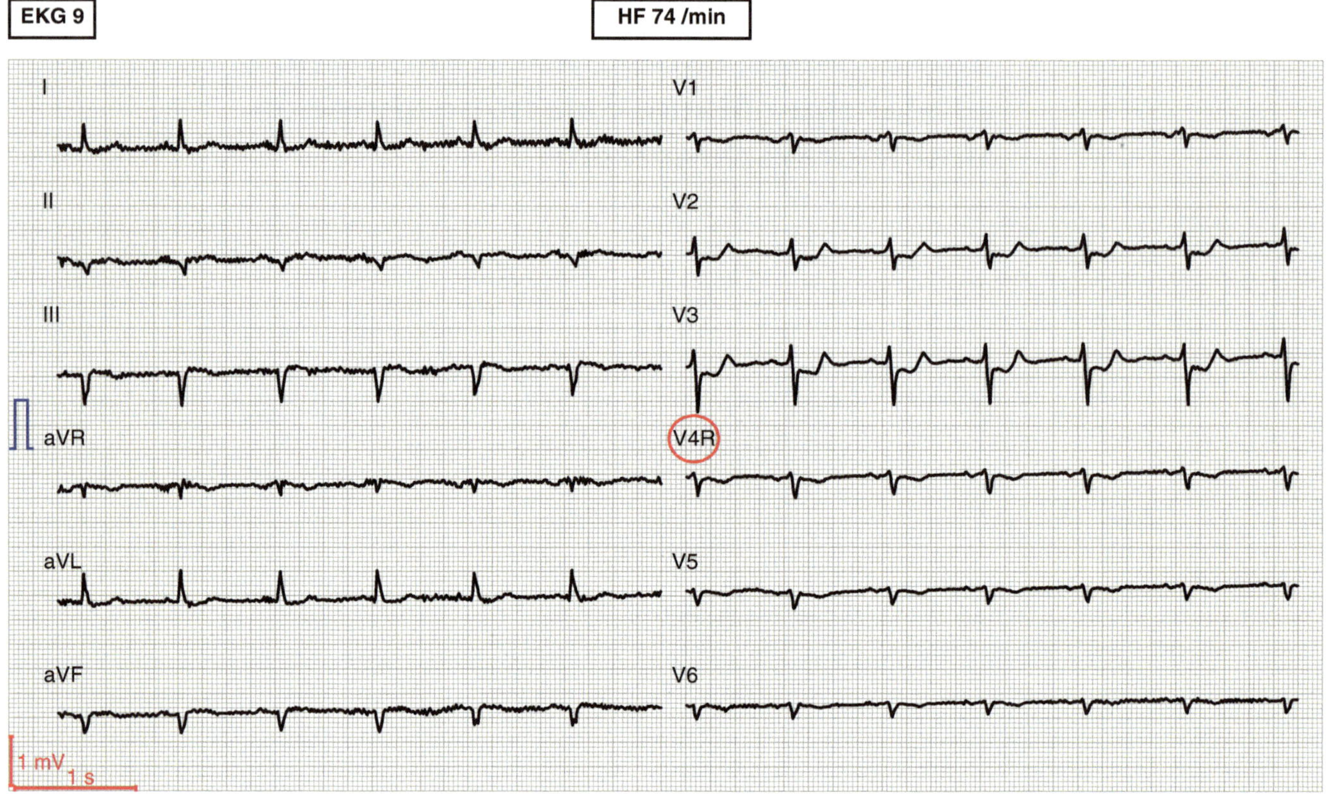

EKG

Auch die rechtsventrikuläre Ableitung V4R wurde geschrieben, hier sieht man keine ST-Strecken-Hebung, somit liegt keine Beteiligung des rechten Ventrikels vor.

Diagnose

ST-Strecken-Hebungs-Infarkt (STEMI) der Hinterwand – verursacht durch Verschluss des Ramus circumflexus (RCX)

▶ **Merke** ***Bei Hinterwand-ST-Hebungs-Infarkten (ST-Hebungen in II, III, aVF) sollten die rechtsventrikulären (insbesondere V4R) und ggf. die posterioren (V7–V9) Ableitungen mitgeschrieben werden.***

EKG 10: 80-jährige Frau mit Blutdruckentgleisung, seit 10 Minuten massivste Thoraxschmerzen

Anamnese

80-jährige Frau. Vorstellung aufgrund hypertensiver Entgleisung, seit 10 Minuten massivste Thoraxschmerzen

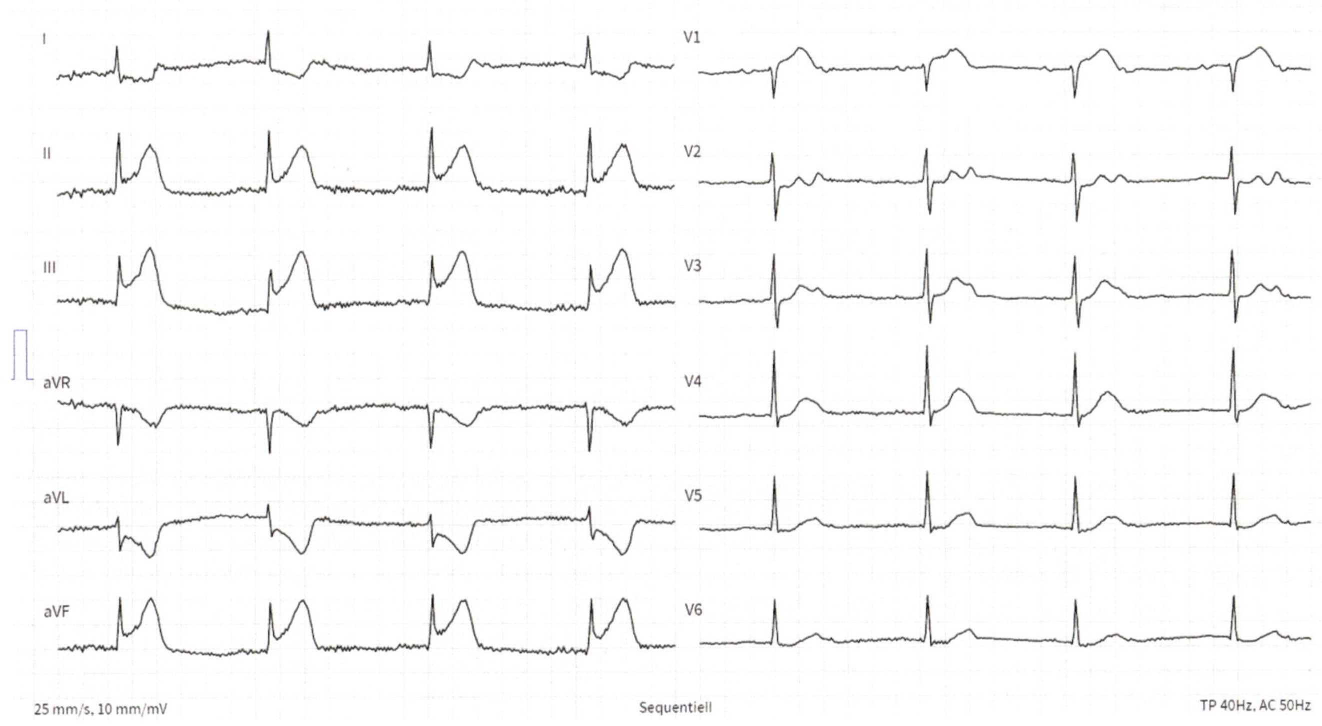

E. Ratzenböck et al., *EKG an 60 Fällen lernen und üben*, https://doi.org/10.1007/978-3-662-60615-5_20

EKG 10

HF 47 /min

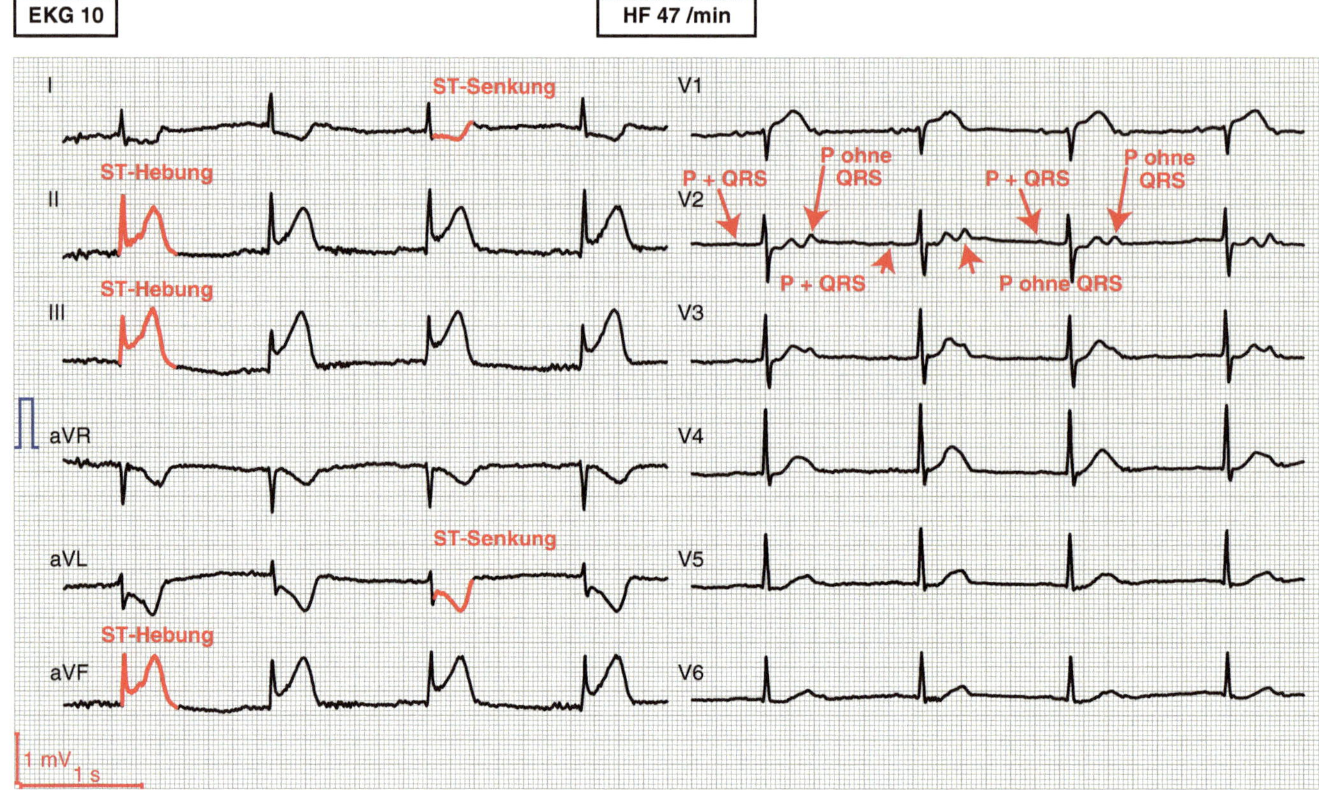

EKG

Es zeigen sich ausgeprägte ST-Strecken-Hebungen in den Ableitungen II, III und aVF mit spiegelbildlichen Senkungen in I und aVL. Darüber hinaus fällt auf, dass nur auf jede zweite P-Welle auch ein QRS-Komplex folgt (= AV-Block II° Mobitz).

Diagnose

ST-Strecken-Hebungs-Infarkt (STEMI) der Hinterwand mit AV-Block II° Mobitz

Procedere

- Frühestmögliche Koronarangiografie
- Loading nach Wunsch der örtlichen interventionellen Kardiologen, z. B. mit
  - ASS 250 mg i.v. plus
  - Heparin 5000 IE i.v. plus
  - P2Y12-Antagonist (Ticagrelor 180 mg p.o. oder Efient 60 mg p.o.) plus
  - Statin (z. B. Atorvastatin 80 mg p.o.)
- Ggf. antibradykarde Behandlung, z. B. periinterventionelle Anlage eines passageren Schrittmachers; **kein** Atropin (hierunter kompletter AV-Block möglich); ggf. vorerst externes Pacing; ggf. Adrenalin-/Dopamin-/Isoprenalinperfusor.

▶ **Merke** ***Da das Reizleitungssystem des Herzens meist von der rechten Koronararterie versorgt wird, sind Patienten mit Hinterwandinfarkt anfällig für bradykarde Rhythmusstörungen; bei rascher Wiedereröffnung des Gefäßes besteht jedoch eine hohe Wahrscheinlichkeit für Erholung des AV-Blocks, sodass kein permanenter Schrittmacher implantiert werden muss.***

EKG 11: Selbe Patientin wie in EKG 10 (80-jährige Frau mit Blutdruckentgleisung, seit 10 Minuten massivste Thoraxschmerzen)

Anamnese

Selbe Patientin wie bei EKG 10 (80-jährige Frau mit hypertensiver Entgleisung und Thoraxschmerzen)

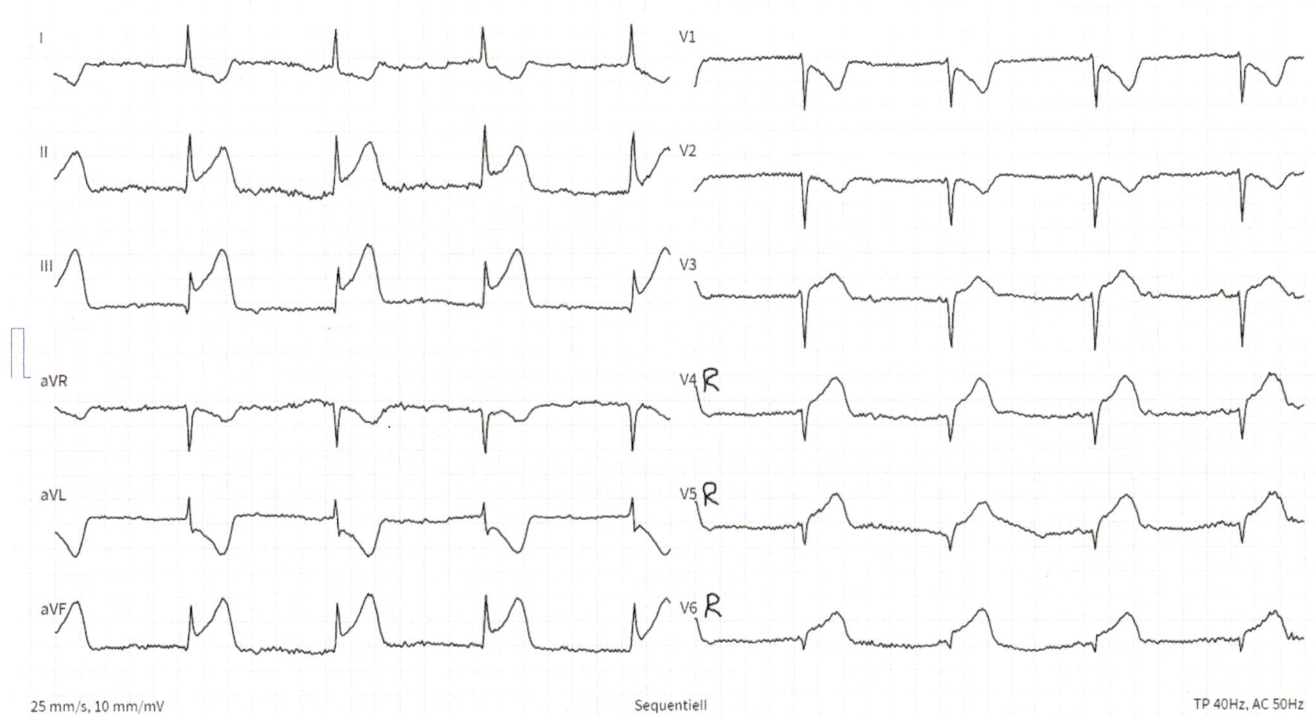

E. Ratzenböck et al., *EKG an 60 Fällen lernen und üben*, https://doi.org/10.1007/978-3-662-60615-5_21

EKG 11 **HF 50 /min**

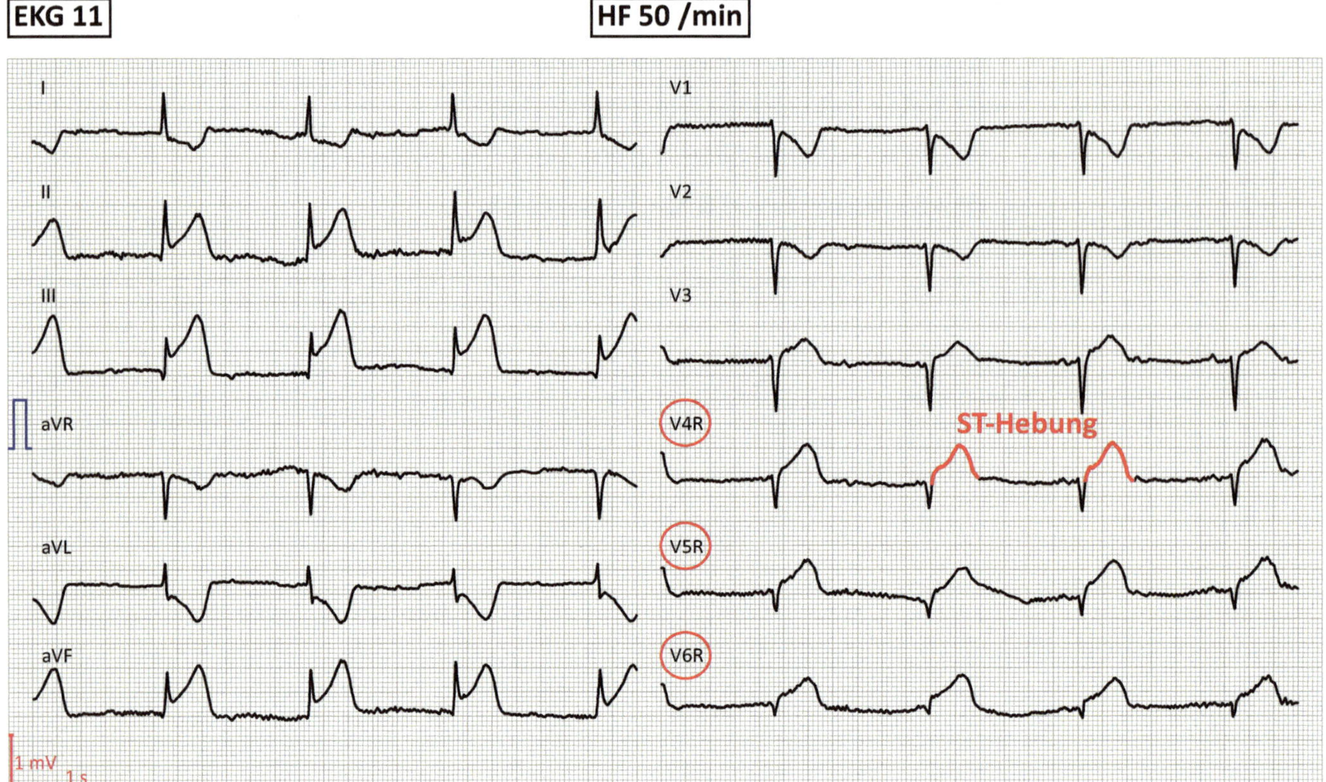

EKG

In der Ableitung V4R sieht man eine ST-Strecken-Hebung, somit ist der rechte Ventrikel vom Infarkt mitbetroffen.

Diagnose

ST-Strecken-Hebungs-Infarkt (STEMI) der Hinterwand mit Rechtsherzbeteiligung und AV-Block II° Mobitz

Procedere

(zusätzlich zu Loading/Akutkoronarangiografie):

- Volumen (Patient braucht Vorlast)
- Keine vorlastsenkenden Medikamente (wie Nitroglycerin, Morphium, Furosemid)

► **Merke** ***Bei jedem STEMI der Hinterwand (ST-Hebungen in II, III aVF) sollten die rechtsventrikulären Ableitungen (insbesondere V4R) geschrieben werden. Sieht man hier Hebungen, muss man von einem „Rechtsherzinfarkt" (Herzinfarkt mit Beteiligung des rechten Ventrikels) ausgehen; bei ST-Hebungen in V4R sind Vorlastsenker (Nitroglycerin, Morphium, Furosemid) kontraindiziert!***

EKG 12: 50-jähriger Mann mit Schluckauf

Anamnese
Schluckauf und Druckgefühl im Hals. Bekannte Refluxbeschwerden, keine kardiovaskulären Risikofaktoren bekannt.

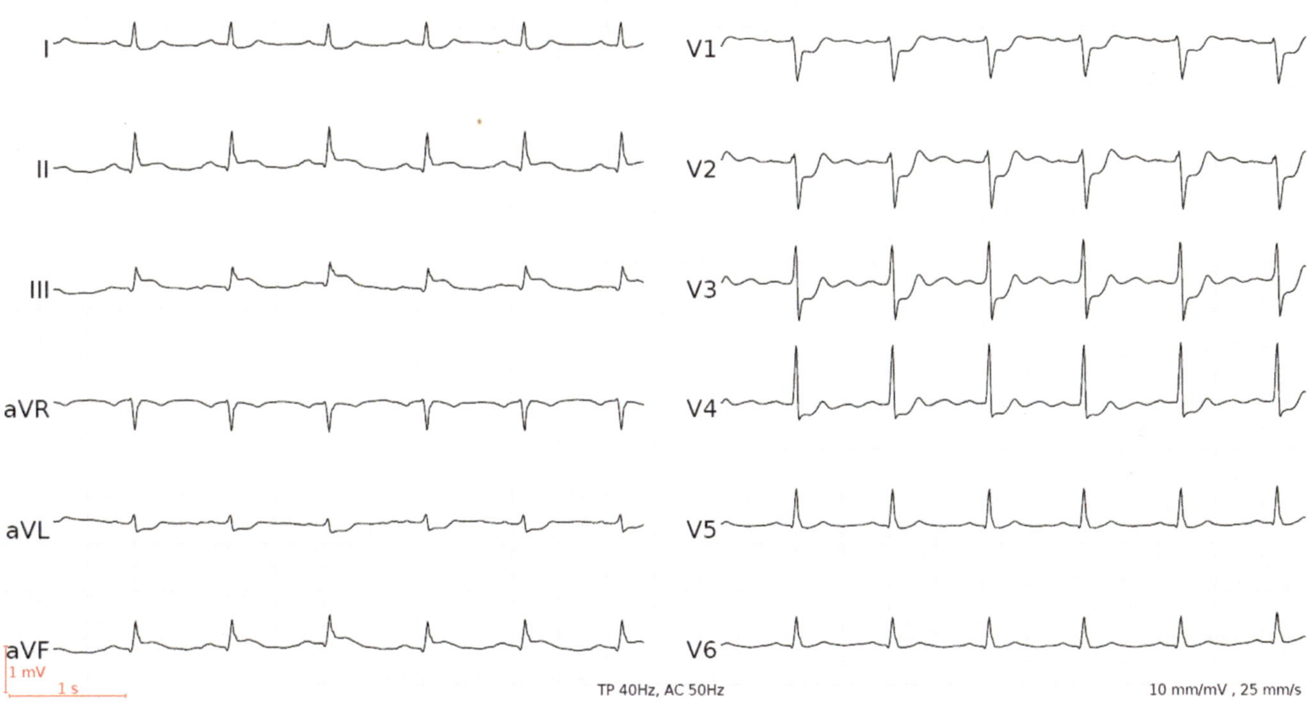

E. Ratzenböck et al., *EKG an 60 Fällen lernen und üben*, https://doi.org/10.1007/978-3-662-60615-5_22

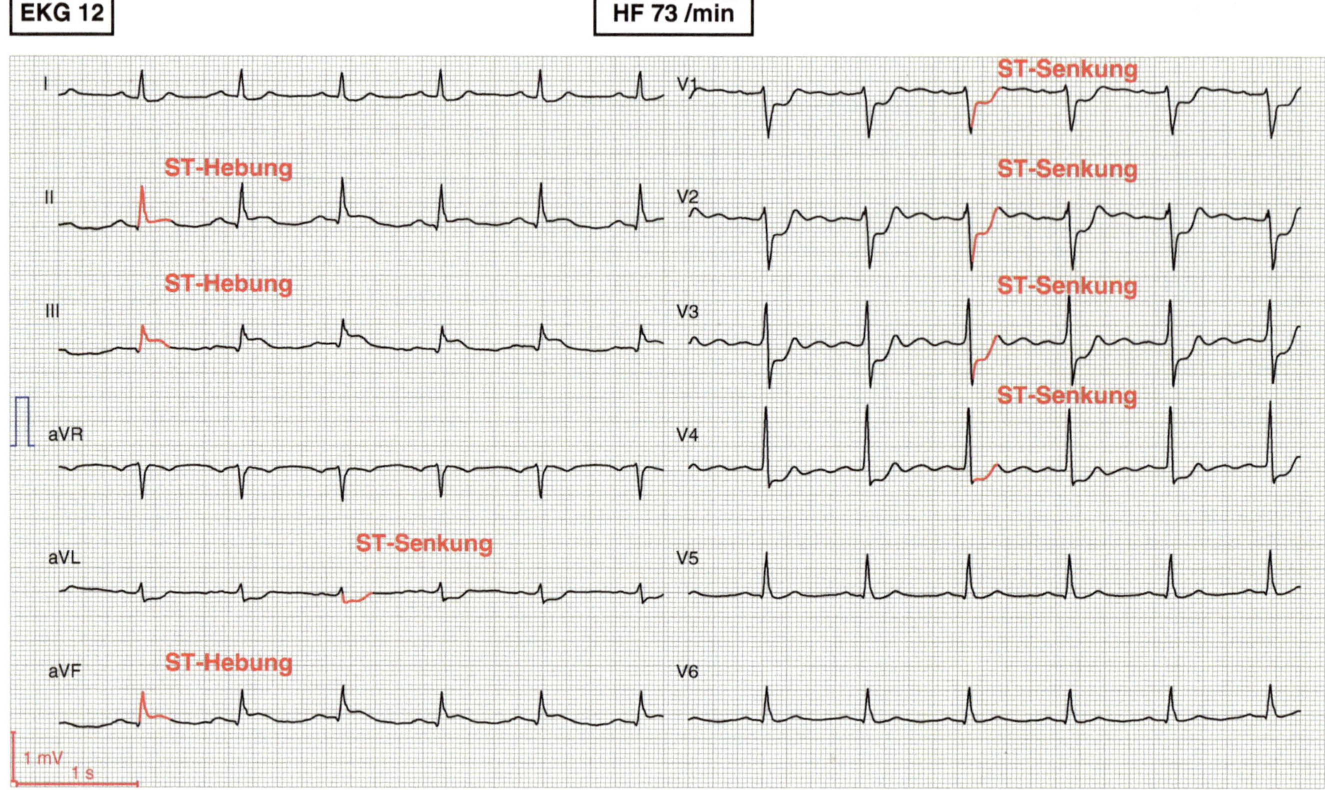

EKG
ST-Strecken-Hebungen in Ableitungen II, III und aVF mit spiegelbildlichen Senkungen in Ableitung V1–V4 sowie aVL

Diagnose
ST-Strecken-Hebungs-Infarkt (STEMI) der Hinterwand

Procedere
- Frühestmögliche Koronarangiografie
- Loading nach Wunsch der örtlichen interventionellen Kardiologen, mit z. B.
  - ASS 250 mg i.v. plus
  - Heparin 5000 IE i.v. plus
  - P2Y12-Antagonist (Ticagrelor 180 mg p.o. oder Efient 60 mg p.o.) plus
  - Statin (z. B. Atorvastatin 80 mg p.o.)

EKG 13: 47-jähriger Mann, Oberbauchschmerzen

Anamnese

47-jähriger Mann. Zeigt auf den Oberbauch, offensichtlich massiv schmerzgeplagter, kaltschweißiger Patient. Anamnese bei Sprachbarriere nicht weiter zu erheben.

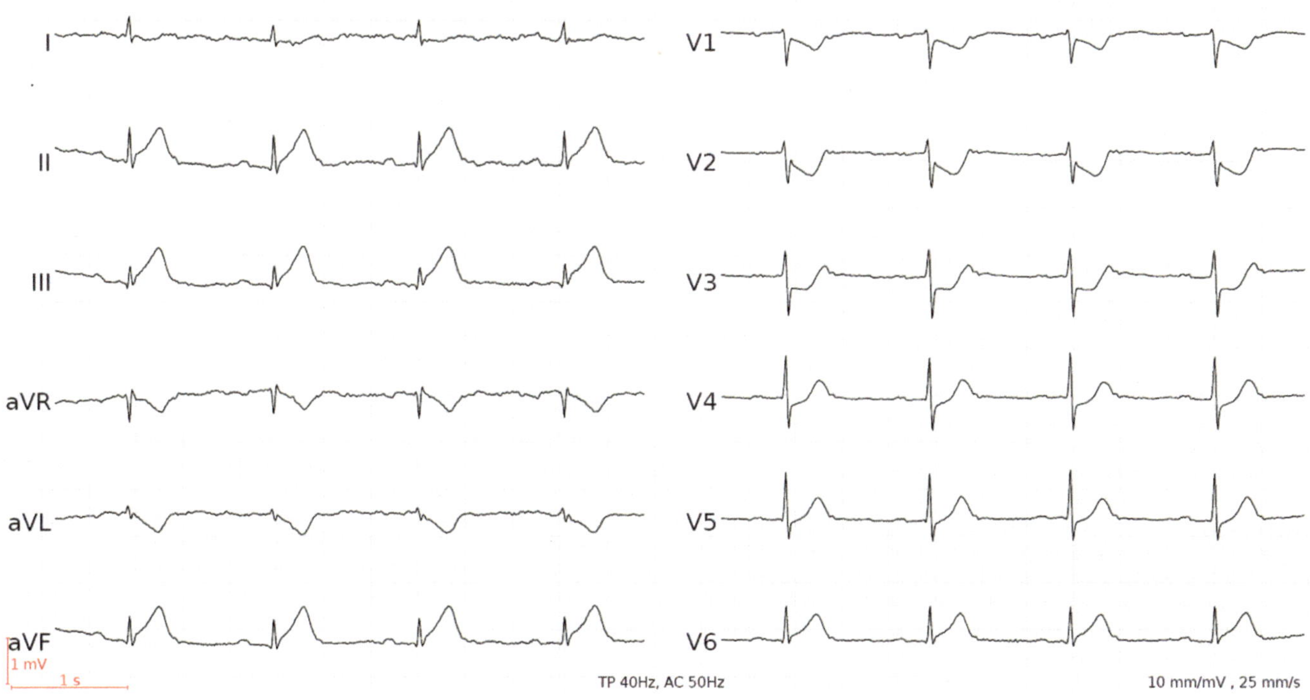

E. Ratzenböck et al., *EKG an 60 Fällen lernen und üben*, https://doi.org/10.1007/978-3-662-60615-5_23

EKG 13 **HF 49 /min**

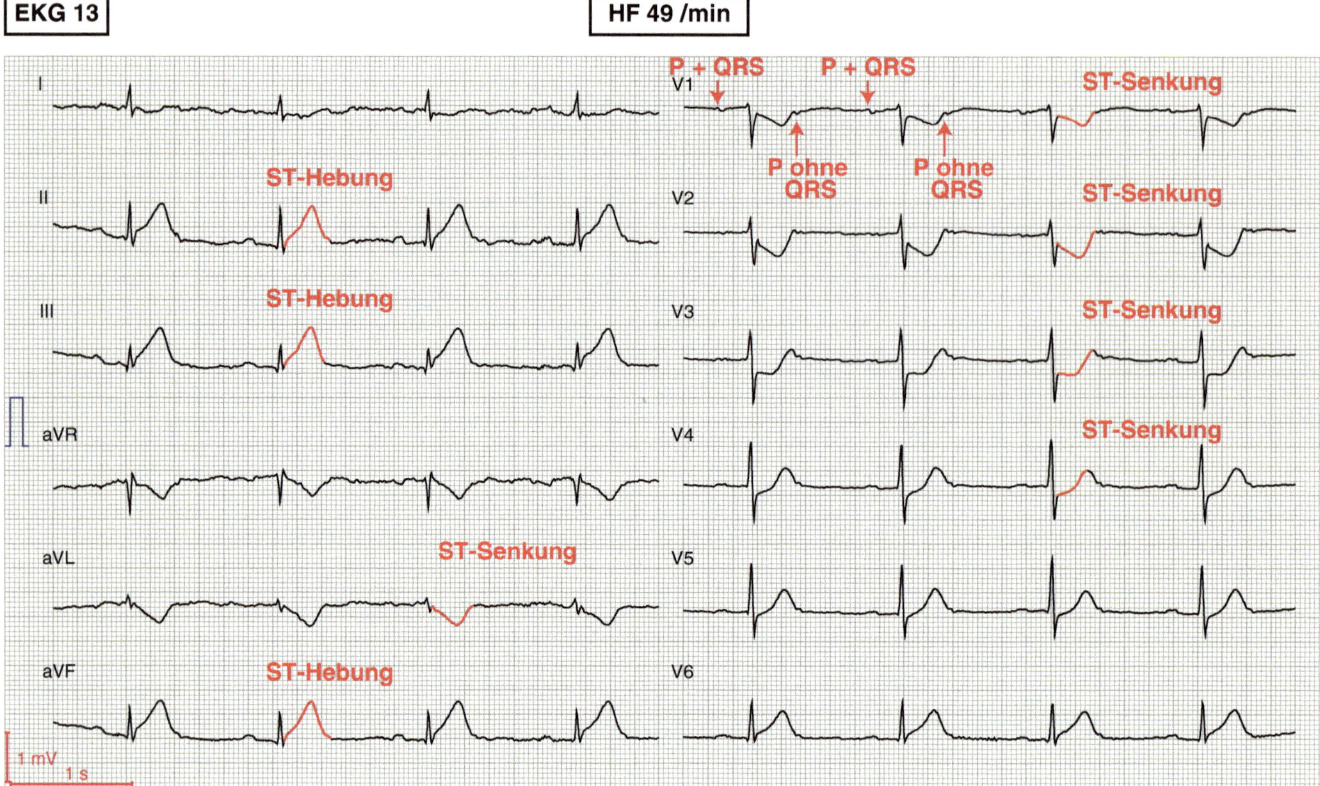

EKG

ST-Strecken-Hebungen in den Ableitungen II, III und aVF mit spiegelbildlichen Senkungen in Ableitung V1-V4 sowie aVL. Weiters zeigt sich, dass nur auf jede zweite P-Welle ein QRS-Komplex folgt, somit liegt ein AV-Block II° Mobitz vor.

Diagnose

ST-Strecken-Hebungs-Infarkt (STEMI) der Hinterwand mit AV-Block II° Mobitz

Procedere

- Frühestmögliche Koronarangiografie
- Loading nach Wunsch der örtlichen interventionellen Kardiologen, z. B. mit
  - ASS 250 mg i.v. plus
  - Heparin 5000 IE i.v. plus
  - P2Y12-Antagonist (Ticagrelor 180 mg p.o. oder Efient 60 mg p.o.) plus
  - Statin (z. B. Atorvastatin 80 mg p.o.)
- Ggf. antibradykarde Behandlung, z. B. periinterventionelle Anlage eines passageren Schrittmachers; **kein** Atropin (hierunter kompletter AV-Block möglich); ggf. vorerst externes Pacing; ggf. Adrenalin-/Dopamin-/Isoprenalinperfusor.

EKG 14: 70-jährige Frau mit Übelkeit und Oberbauchschmerzen

Anamnese

70-jährige Frau. Oberbauchschmerzen, Übelkeit. Bekannte Cholecystolithiasis. Zudem bekannte KHK (Zustand nach Hinterwandinfarkt vor 5 Jahren)

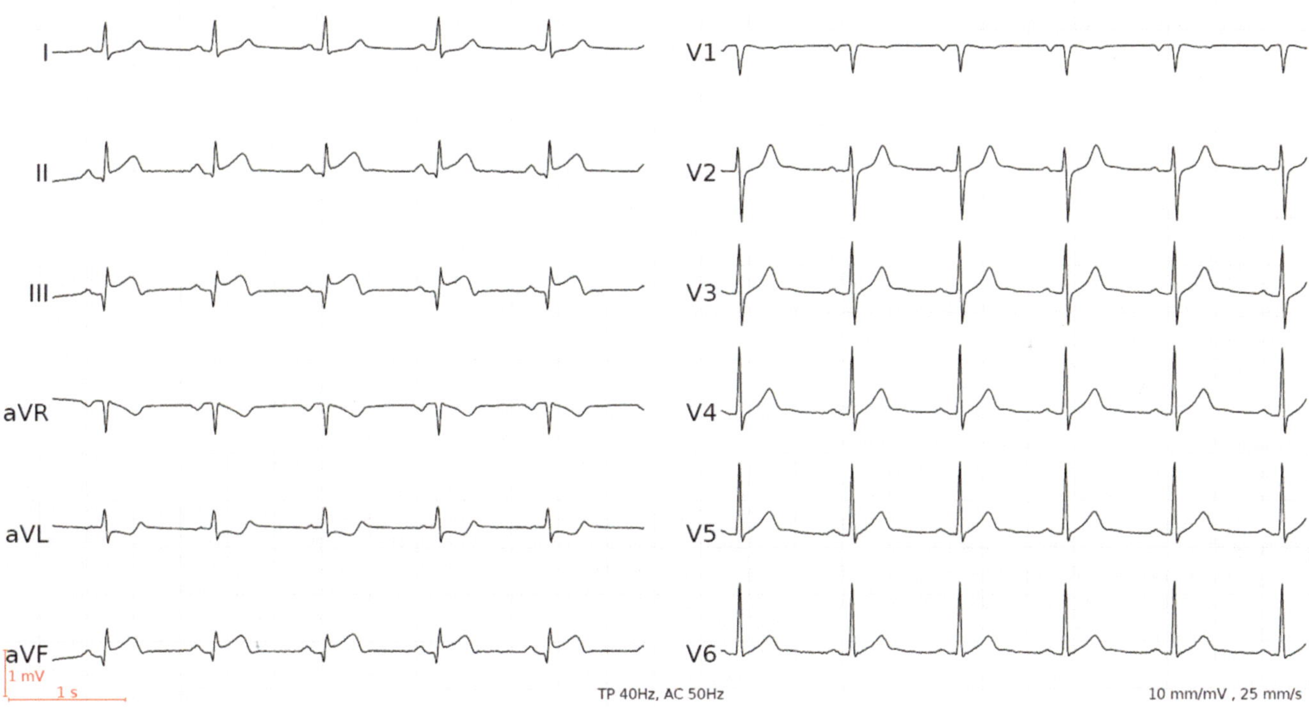

E. Ratzenböck et al., *EKG an 60 Fällen lernen und üben*, https://doi.org/10.1007/978-3-662-60615-5_24

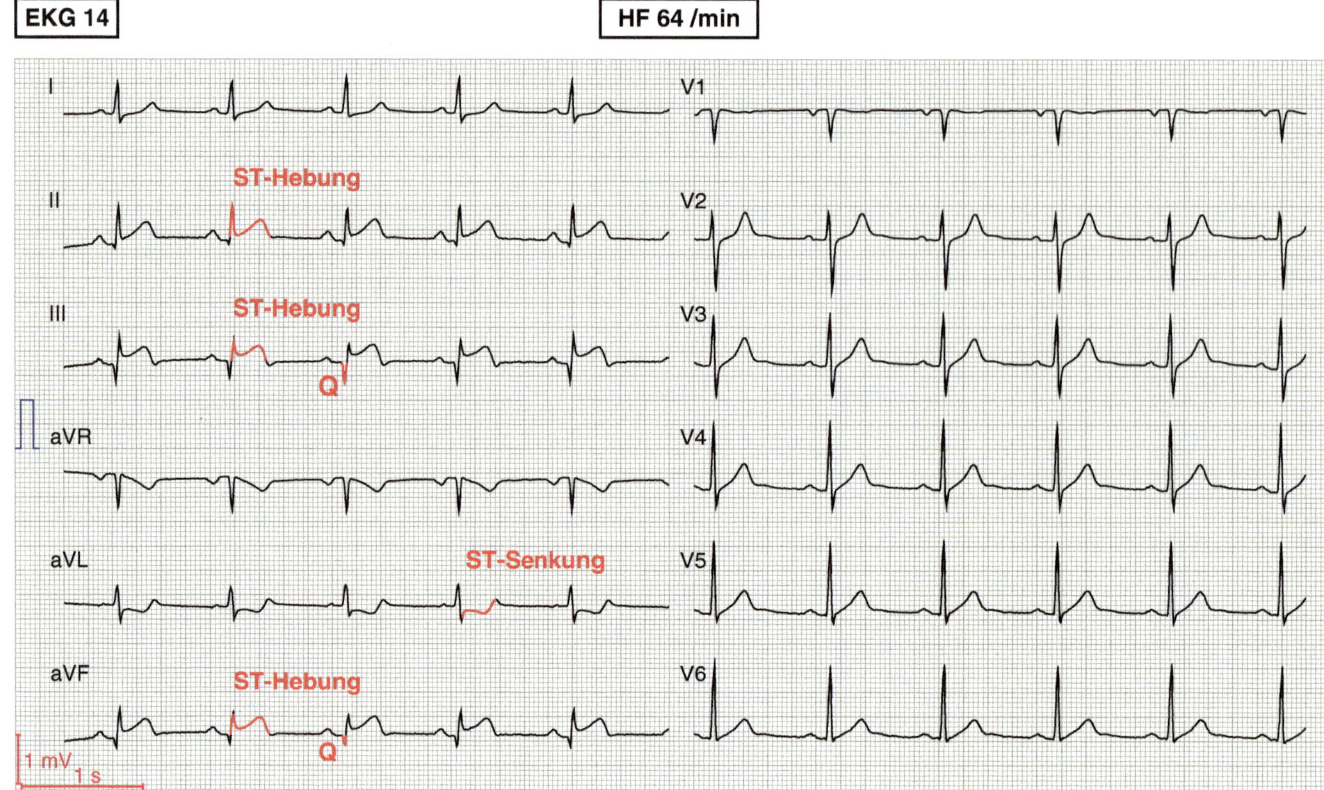

EKG

Es finden sich im Vergleich zum Vor-EKG (nicht abgebildet) neue ST-Strecken-Hebungen in Ableitungen II, III und aVF mit spiegelbildlicher ST-Strecken-Senkung in aVL; in Ableitung III und aVF sieht man Q-Zacken als Hinweis auf den dort bereits abgelaufenen Myokardinfarkt.

Diagnose

ST-Strecken-Hebungs-Infarkt (STEMI) der Hinterwand

Procedere

- Frühestmögliche Koronarangiografie
- Loading nach Wunsch der örtlichen interventionellen Kardiologen, mit z. B.
  - ASS 250 mg i.v. plus
  - Heparin 5000 IE i.v. plus
  - P2Y12-Antagonist (Ticagrelor 180 mg p.o. oder Efient 60 mg p.o.) plus
  - Statin (z. B. Atorvastatin 80 mg p.o.)

EKG 15: 33-jähriger Mann mit oberem Luftwegsinfekt

Anamnese

33-jähriger Mann. Seit 3 Tagen Antibiose wegen eines fieberhaften Atemwegsinfekts, seit heute Thoraxschmerzen

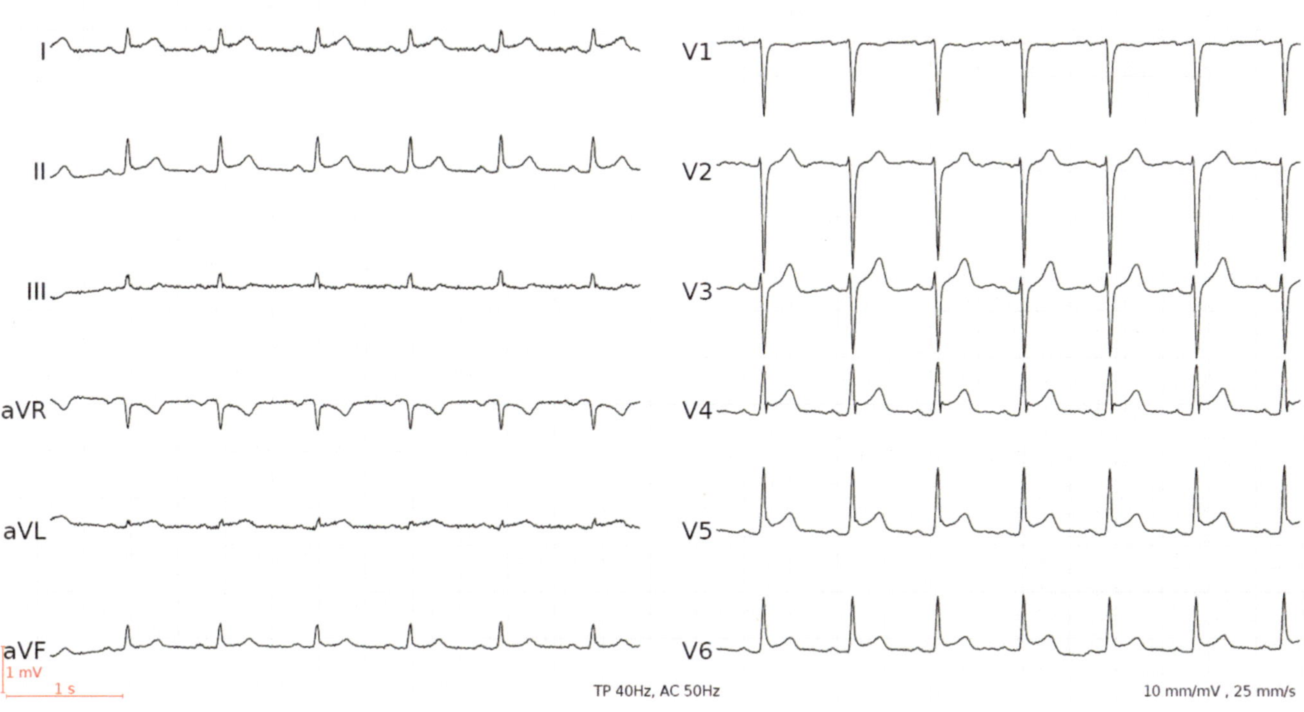

E. Ratzenböck et al., *EKG an 60 Fällen lernen und üben*, https://doi.org/10.1007/978-3-662-60615-5_25

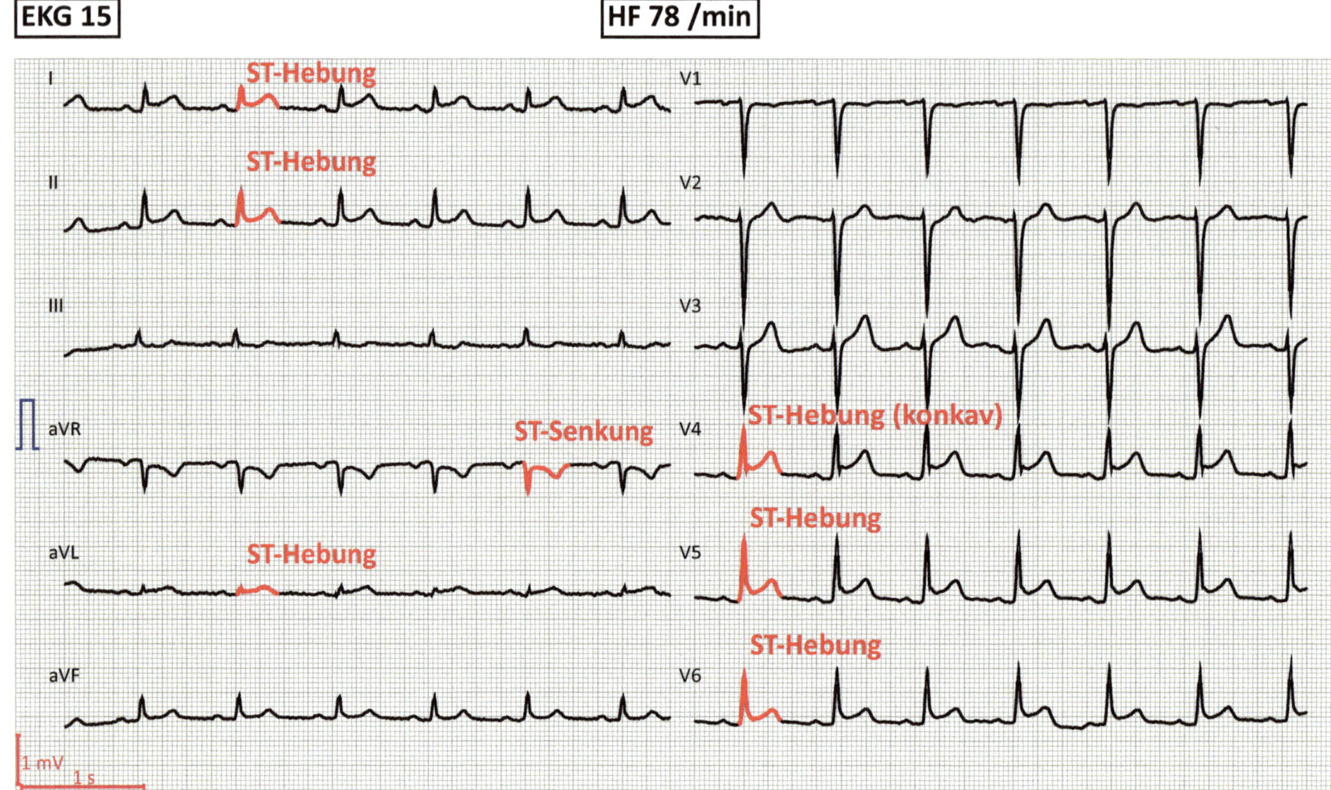

EKG

Es zeigen sich ST-Stecken-Hebungen in den Ableitungen I, II, aVL, V4–V6; die Ableitungen mit ST-Hebungen sind **nicht** dem Versorgungsgebiet **einer** Herzkranzarterie zuzuordnen (I, aVL, V4–V6 entsprechen der LAD; II entspricht der RCA) und sind nicht wie bei einem STEMI konvex, sondern konkav (besonders gut zu sehen in Ableitung V4).

Diagnose

Perimyokarditis

Procedere

- Bei positivem Troponinwert: Monitorüberwachung und Kardio-MRT zur Diagnosesicherung; (im Zweifel Koronarangiografie zum sicheren Ausschluss eines Myokardinfarktes).
- Symptomatische Therapie, ggf. Therapie einer Herzinsuffizienz, körperliche Schonung

EKG 16: 70-jährige Frau mit Dyspnoe und Schweissausbruch

Anamnese

70-jährige Frau. Seit mehreren Stunden zunehmende Dyspnoe, Schweißausbruch. Bekannter Hypertonus und Diabetes mellitus Typ 2, Adipositas

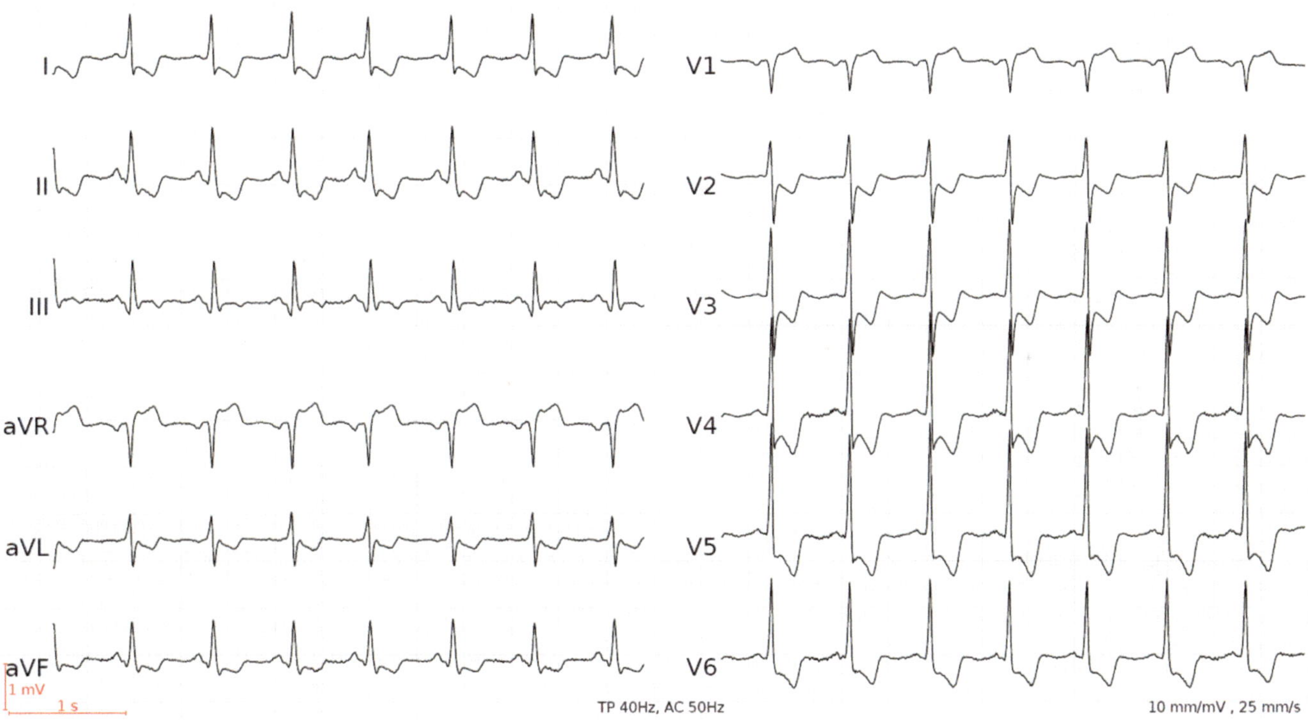

E. Ratzenböck et al., *EKG an 60 Fällen lernen und üben*, https://doi.org/10.1007/978-3-662-60615-5_26

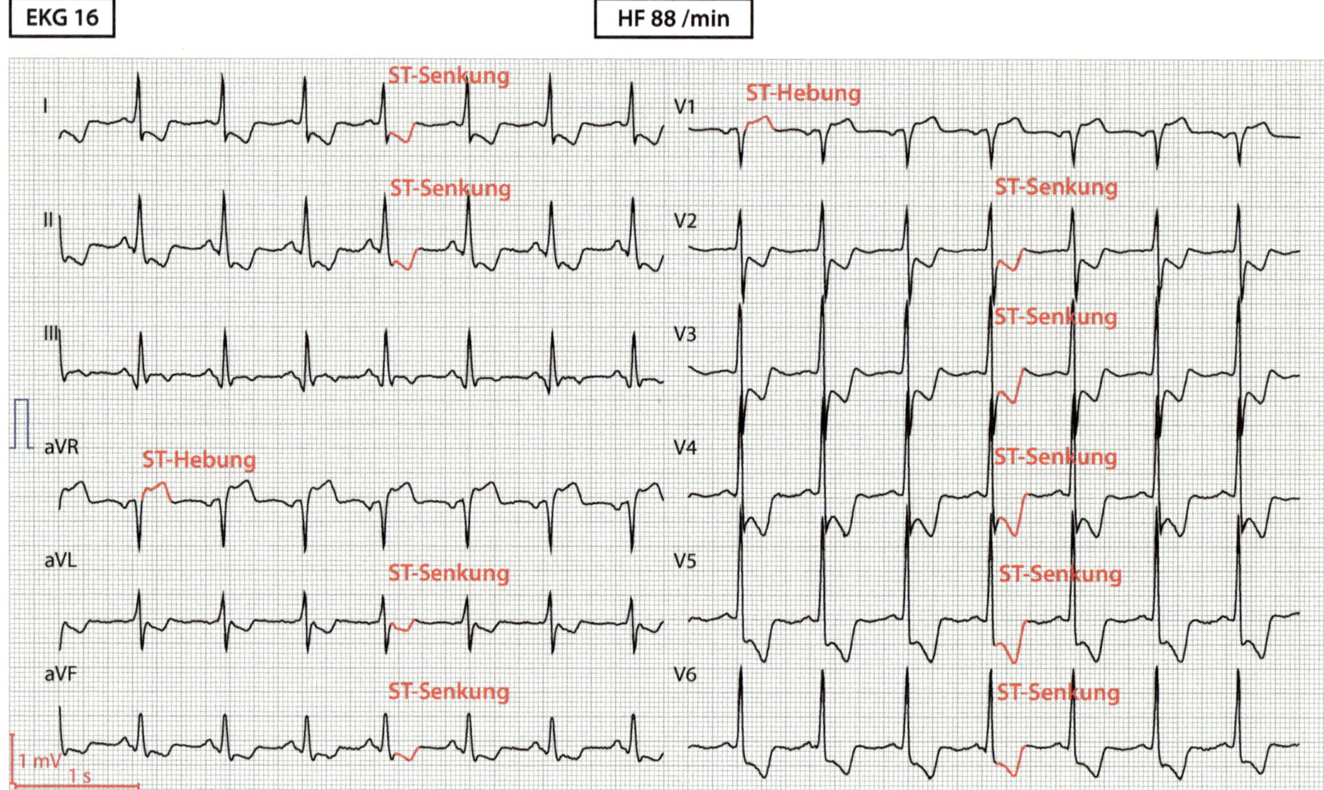

EKG

Es zeigen sich ST-Strecken-Hebungen in Ableitung aVR und V1 sowie ST-Strecken-Senkungen in allen anderen Ableitungen. Dieses EKG ist pathognomonisch für eine Hauptstammstenose.

Diagnose

Hauptstammstenose

Procedere

- Frühestmögliche Koronarangiografie
- Loading nach Wunsch der örtlichen interventionellen Kardiologen, z. B. mit
  - ASS 250 mg i.v. plus
  - Heparin 5000 IE i.v. plus
  - Statin (z. B. Atorvastatin 80 mg p.o.)
  - **Kein P2Y12-Antagonist (z. B. Ticagrelor/Prasugrel)** empfohlen, da viele der betroffenen Patienten zeitnah eine Bypass-OP benötigen („Gerinnungsschonung für Kardiochirurgie") – dies sollte jedoch immer mit den örtlichen Kardiologen besprochen werden.

▶ **Merke** ***ST-Hebungen in aVR und V1 sowie sonst ST-Senkungen „überall" = Hauptstammstenose; diese bedarf wie ein STEMI einer sofortigen Koronarangiografie.***

aVR ist nicht, wie vielfach behauptet, eine irrelevante Ableitung!

EKG 17: 88-jähriger Mann mit massivsten Thoraxschmerzen

Anamnese

88-jähriger Mann. Alarmierung des Rettungsdienstes bei thorakalem Vernichtungsschmerz, präklinischer Blutdruck 85 mmHg systolisch. Bekanntes Vorhofflimmern unter Phenprocoumon und Betablocker

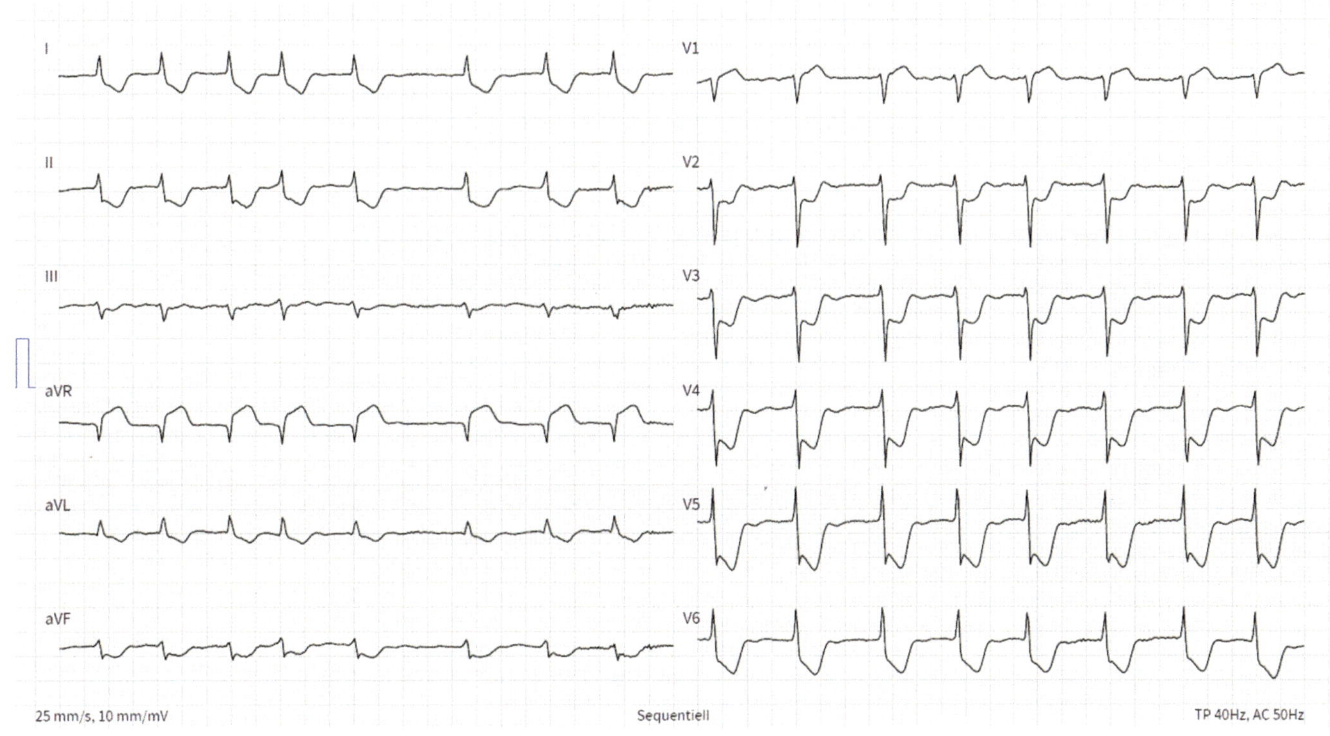

E. Ratzenböck et al., *EKG an 60 Fällen lernen und üben*, https://doi.org/10.1007/978-3-662-60615-5_27

EKG 17 HF 97 /min

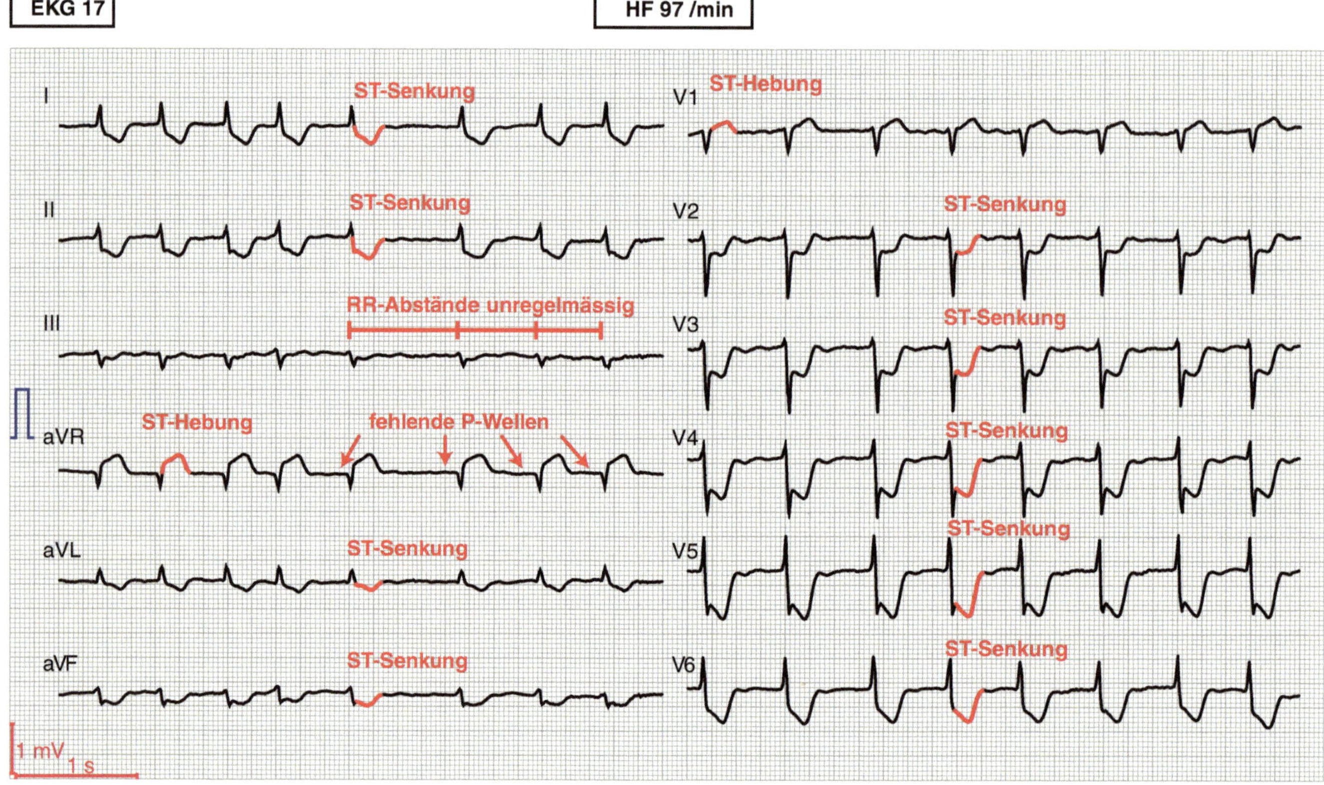

EKG

Es zeigen sich ST-Strecken-Hebungen in Ableitung aVR und gering in V1 sowie ST-Strecken-Senkungen in allen anderen Ableitungen (in III nur gering ausgeprägt). Darüber hinaus sind die QRS-Abstände unregelmäßig, es können keine P-Wellen gefunden werden.

Diagnose

Hauptstammstenose; Vorhofflimmern

Procedere

- Frühestmögliche Koronarangiografie
- Loading nach Wunsch der örtlichen interventionellen Kardiologen, z. B. mit
  - ASS 250 mg i.v. plus
  - Statin (z. B. Atorvastatin 80 mg p.o.)
  - **hier kein Heparin**, da wegen des Vorhofflimmerns bereits eine Antikoagulation mit Phenprocoumon besteht.
  - **Kein P2Y12-Antagonist (z. B. Ticagrelor/Prasugrel)** empfohlen, da viele der betroffenen Patienten zeitnah eine Bypass-OP benötigen („Gerinnungsschonung für Kardiochirurgie") – dies sollte jedoch immer mit den örtlichen Kardiologen besprochen werden.
- Ggf. Katecholamine

EKG 18: 54-jähriger Mann mit perakuten Thoraxschmerzen

Anamnese

54-jähriger Mann. Verwaltungsmitarbeiter im Haus, seit wenigen Minuten heftige Thoraxschmerzen

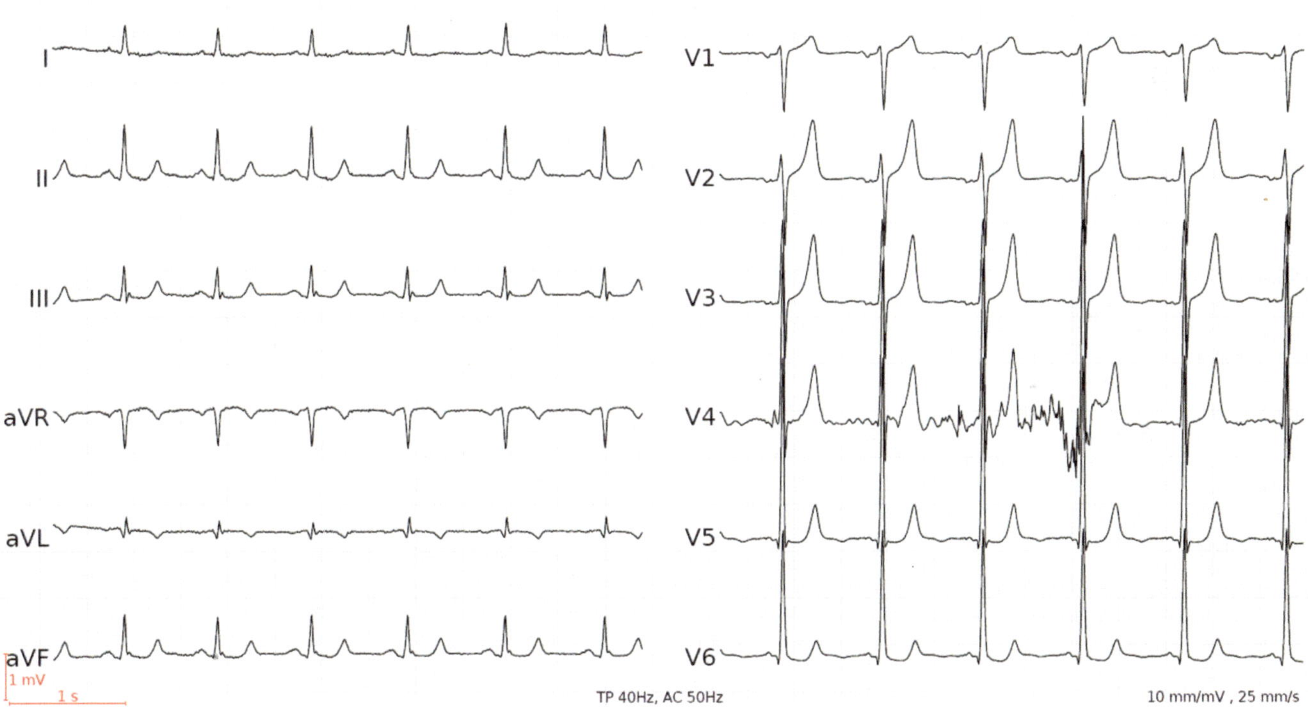

E. Ratzenböck et al., *EKG an 60 Fällen lernen und üben*, https://doi.org/10.1007/978-3-662-60615-5_28

EKG 18 **HF 72 /min**

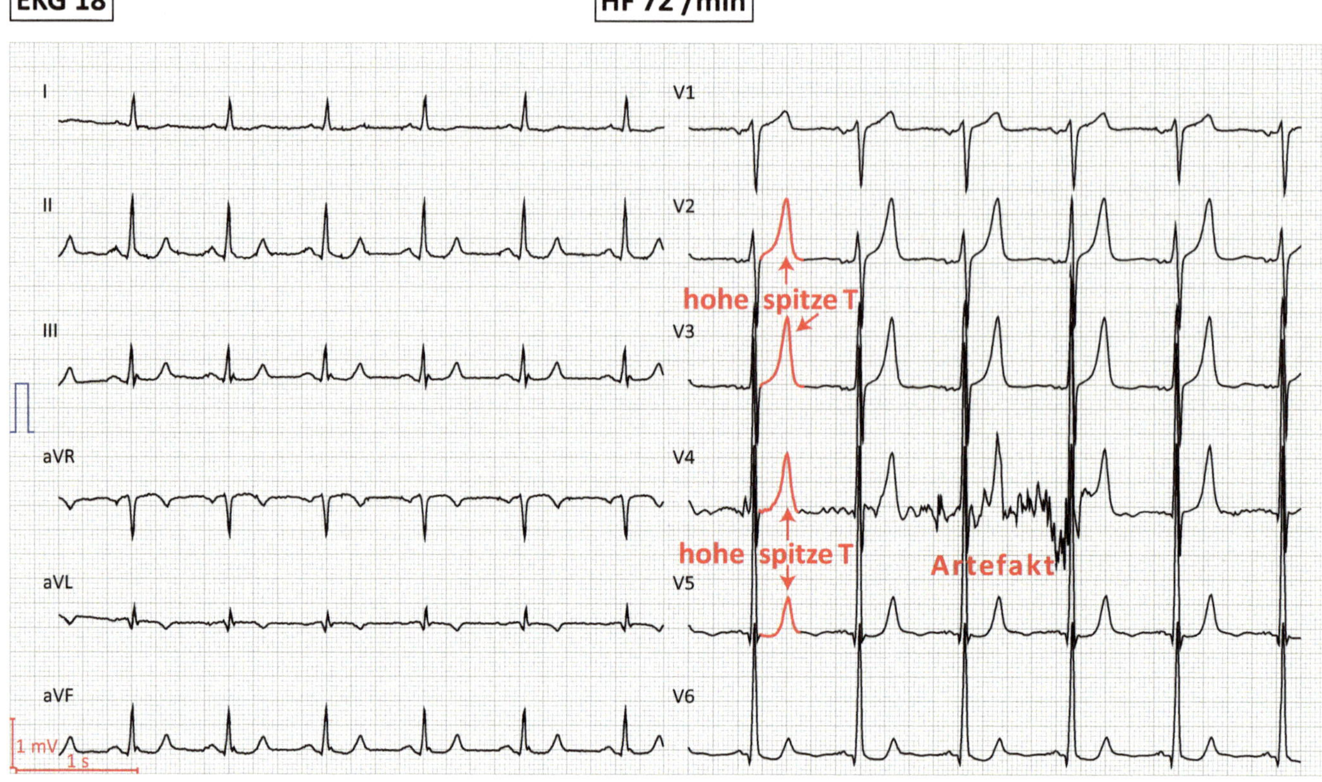

EKG

Es zeigen sich deutlich überhöhte T-Wellen in Ableitung V2–V5.

Diagnose

V. a. „Erstickungs-T" – sehr frühes Stadium eines Myokardinfarktes

Procedere

- EKG-Kontrolle in 10 Minuten (EKG-Dynamik?), vorerst Monitorüberwachung
- Differenzialdiagnostisch muss eine Hyperkaliämie erwogen werden → Abnahme einer Akut-BGA.
- Wenn möglich: Vergleich mit Vor-EKG

▶ **Merke** ***„Hohe spitze T-Wellen" beruhen üblicherweise auf einem perakuten Myokardinfarkt oder einer Hyperkaliämie.***

EKG 19: 90-jährige Frau, Thoraxschmerzen nach Schrittmacherimplantation

Anamnese

90-jährige Frau. Sehr rüstige Patientin, die 2 Tage nach Implantation eines Herzschrittmachers stärkste Thoraxschmerzen entwickelt.

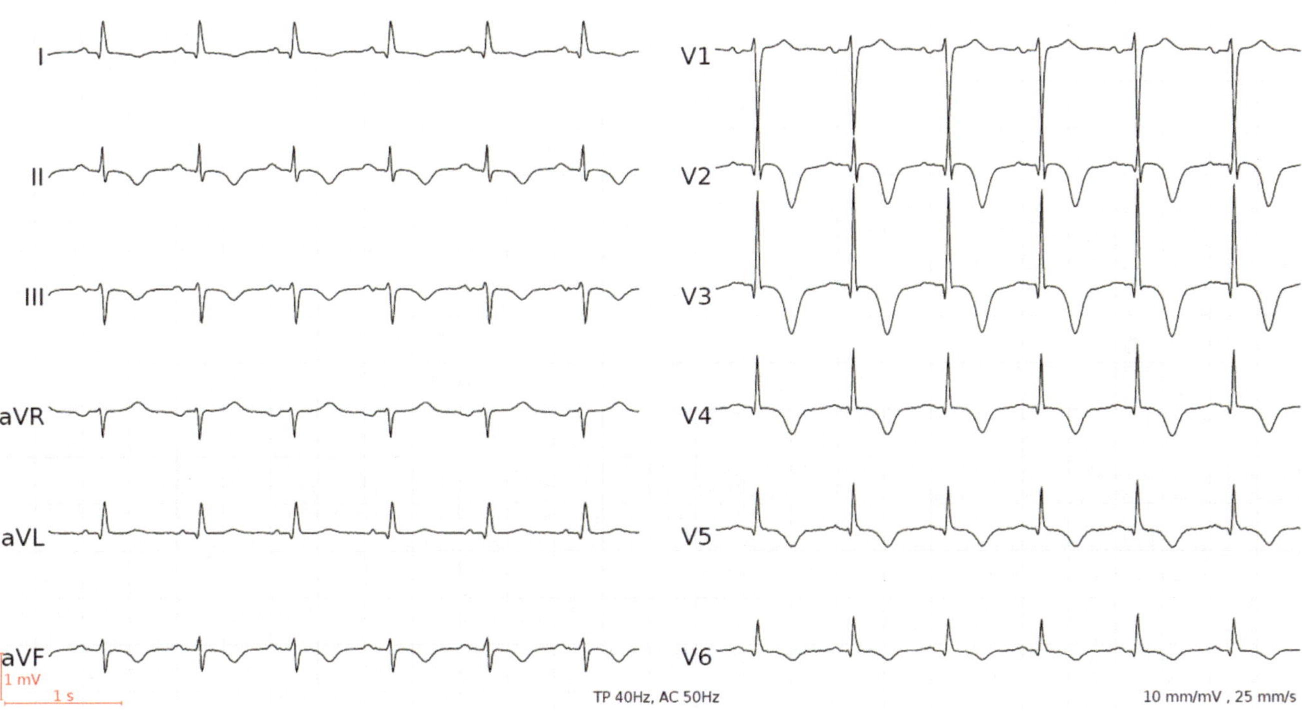

E. Ratzenböck et al., *EKG an 60 Fällen lernen und üben*, https://doi.org/10.1007/978-3-662-60615-5_29

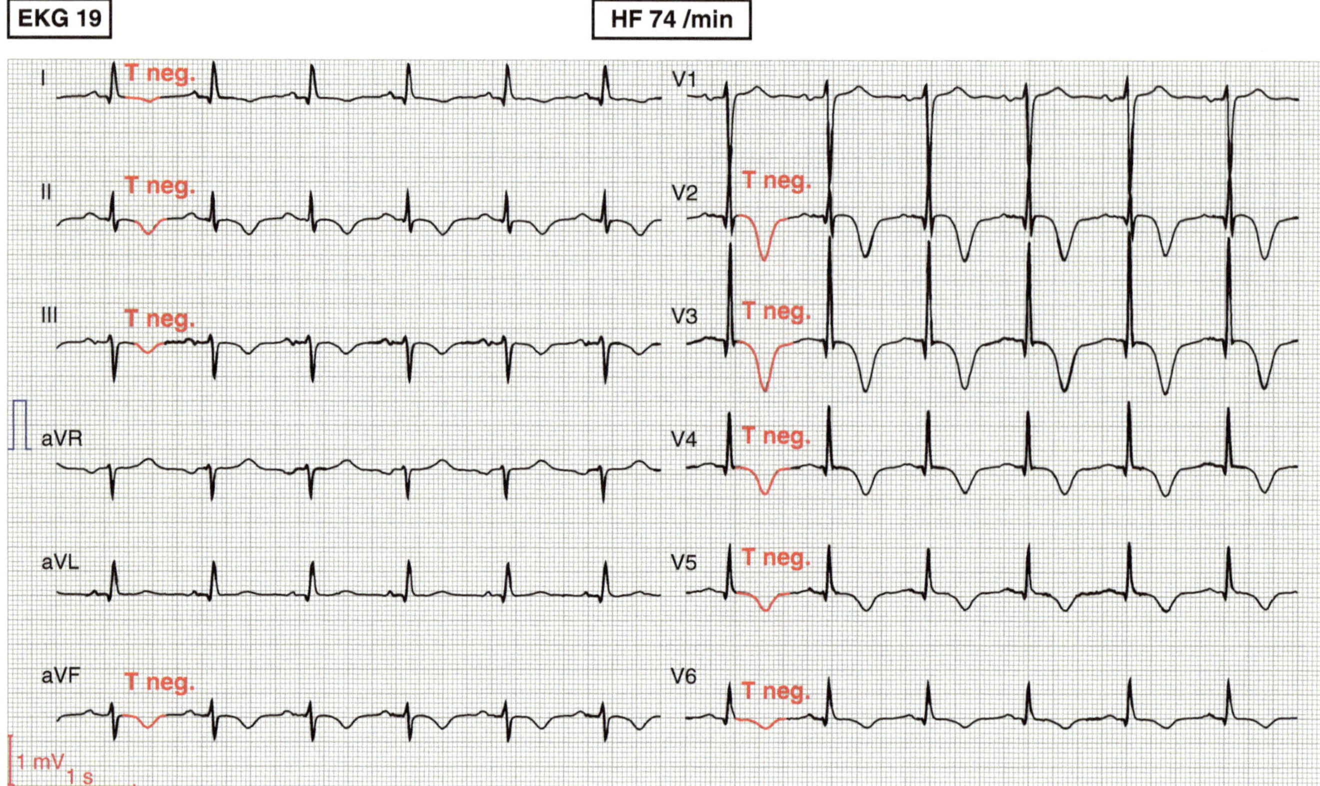

EKG

Es zeigen sich ausgeprägte T-Negativierungen über den Ableitungen I, II, III, aVF, V2–V6.

Diagnose

V. a. Tako-Tsubo-Kardiomyopathie

Grundsätzlich handelt es sich bei T-Negativierungen um unspezifische, jedoch weiter abklärungsbedürftige Veränderungen. Die T-Negativierungen passen **nicht** zum Versorgungsgebiet **einer** Koronararterie (I und V2–V6 entsprechen der LAD; II, III und aVF entsprechen der RCA). Die Anamnese (Stress bei einer postmenopausalen Frau) lässt an die Tako-Tsubo-Erkrankung denken. **Eventuell** könnte es sich bei dieser EKG-Konfiguration auch um ein „**Cardiac Memory**" (= schrittmacherinduzierte EKG-Veränderungen bei gerade nicht stimuliertem Herzen) handeln. Hätte man bei diesem EKG die T-Negativierungen nur über der Vorderwand, könnte man differentialdiagnostisch auch an ein Wellens-Syndrom Typ B denken (vgl. EKG 23).

Procedere

- Koronarangiografie mit Laevokardiogramm
- Herzinsuffizienztherapie (Betablocker, ACE-Hemmer oder AT1-Antagonisten)
- Bei Thoraxschmerzen nach PM-Implantation immer auch lokale Komplikationen (Perikarderguss, Hämatom, Pneumothorax) ausschließen.

▶ **Merke** ***Tako-Tsubo-Kardiomyopathie = Stresskardiomyopathie, einhergehend mit typischen echo- bzw. laevokardiografischen Wandbewegungsstörungen (am häufigsten „apical ballooning"), oft ausgelöst durch physische oder psychische Belastungsfaktoren, häufig bei postmenopausalen Frauen. Die Tako-Tsubo-Erkrankung kann diverse EKG-Veränderungen verursachen (ST-Hebungen/-Senkungen, T-Negativierungen, …).***

EKG 20: 47-jährige Frau, Kopfschmerzen

Anamnese

47-jährige Frau. Vorstellung aufgrund linksseitiger Kopfschmerzen, im Verlauf Diagnose einer Migräne. Bekannte arterielle Hypertonie, Adipositas

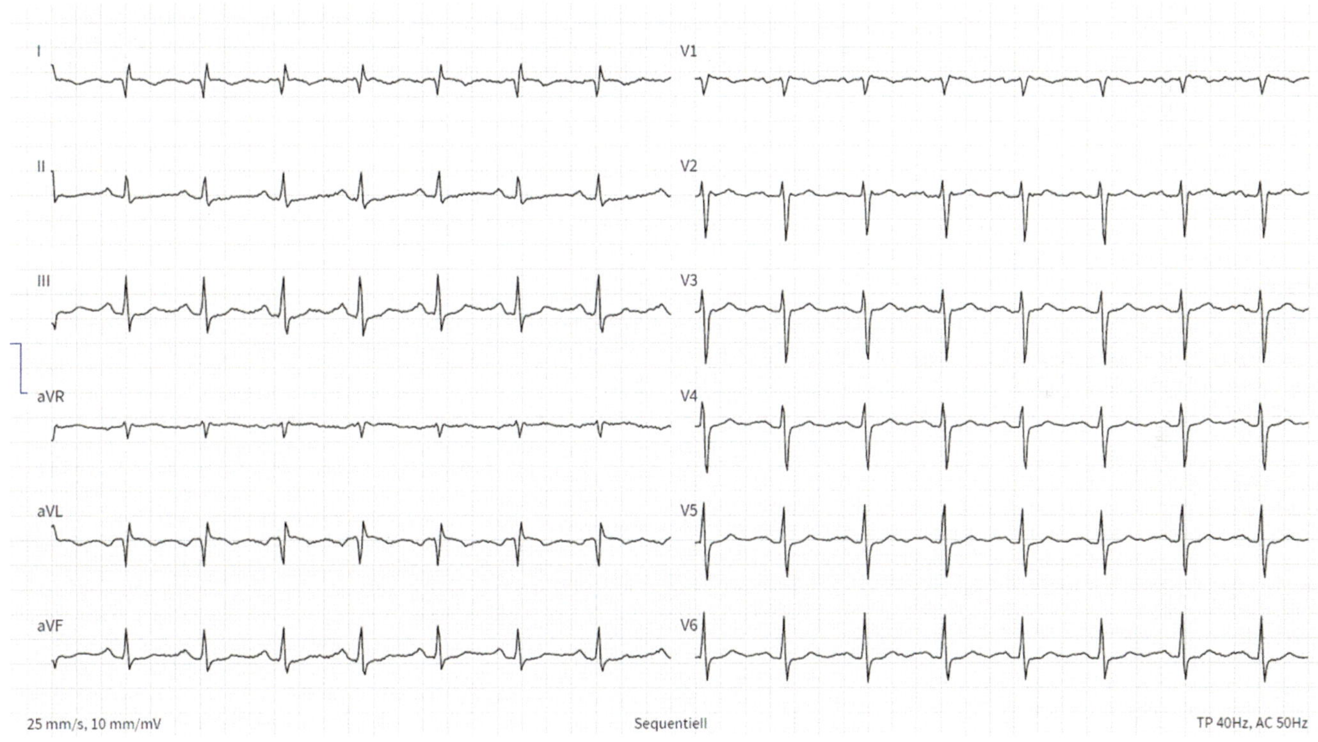

E. Ratzenböck et al., *EKG an 60 Fällen lernen und üben*, https://doi.org/10.1007/978-3-662-60615-5_30

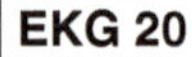

HF 93 /min

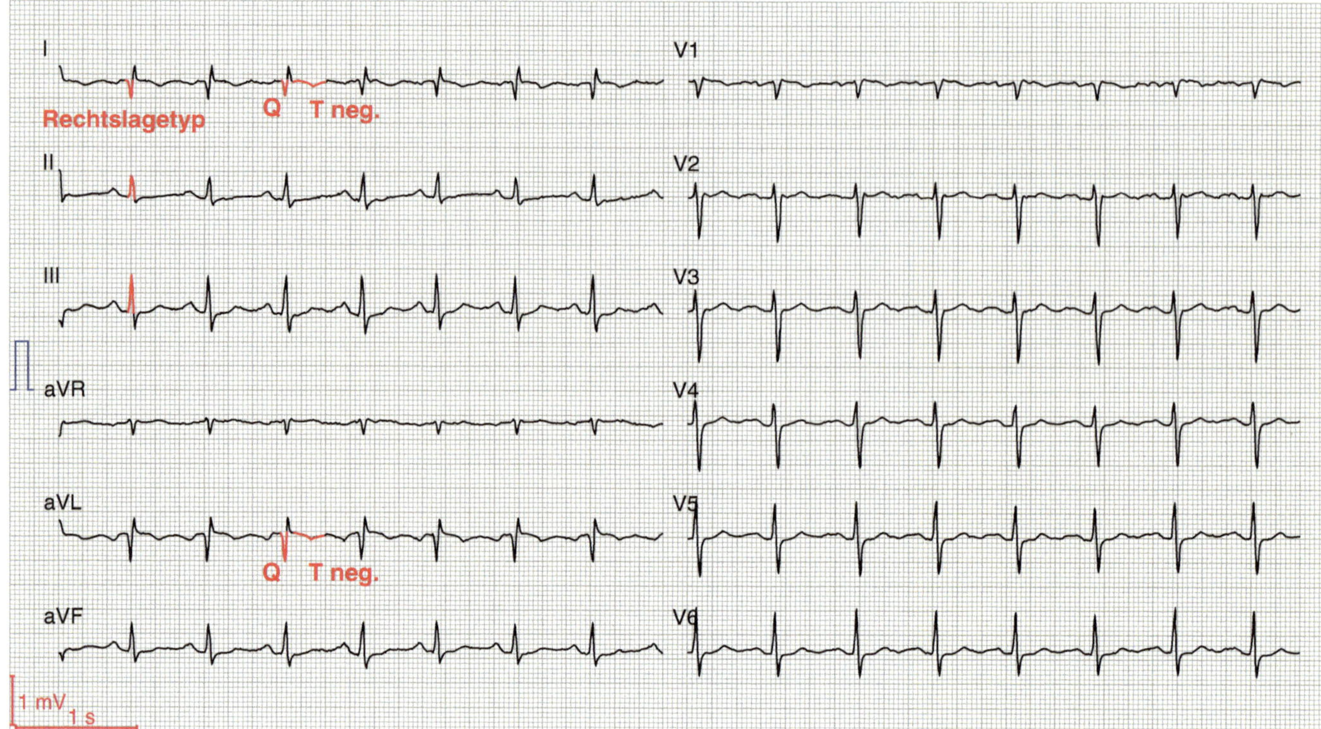

EKG

Sieht auf den ersten Blick normal aus ... Bei näherer Betrachtung zeigen sich jedoch ein ungewöhnlicher Rechtslagetyp sowie Q-Zacken und negative T-Wellen in I und aVL – sollte hier ein „stummer" Myokardinfarkt abgelaufen sein?

Diagnose

Verpoltes EKG

Die Ableitung aVR, die sonst im Vergleich zu den anderen Ableitungen spiegelbildlich aussieht, sieht hier „normal" aus, also wurden bei der EKG-Schreibung Elektroden verwechselt.

EKG 21: Selbe Patientin wie bei EKG 20 (47-jährige Frau mit Kopfschmerzen)

Anamnese: (47-jährige Frau mit Migräneanfall)
Selbe Patientin wie bei EKG 20 mit Migräneanfall.

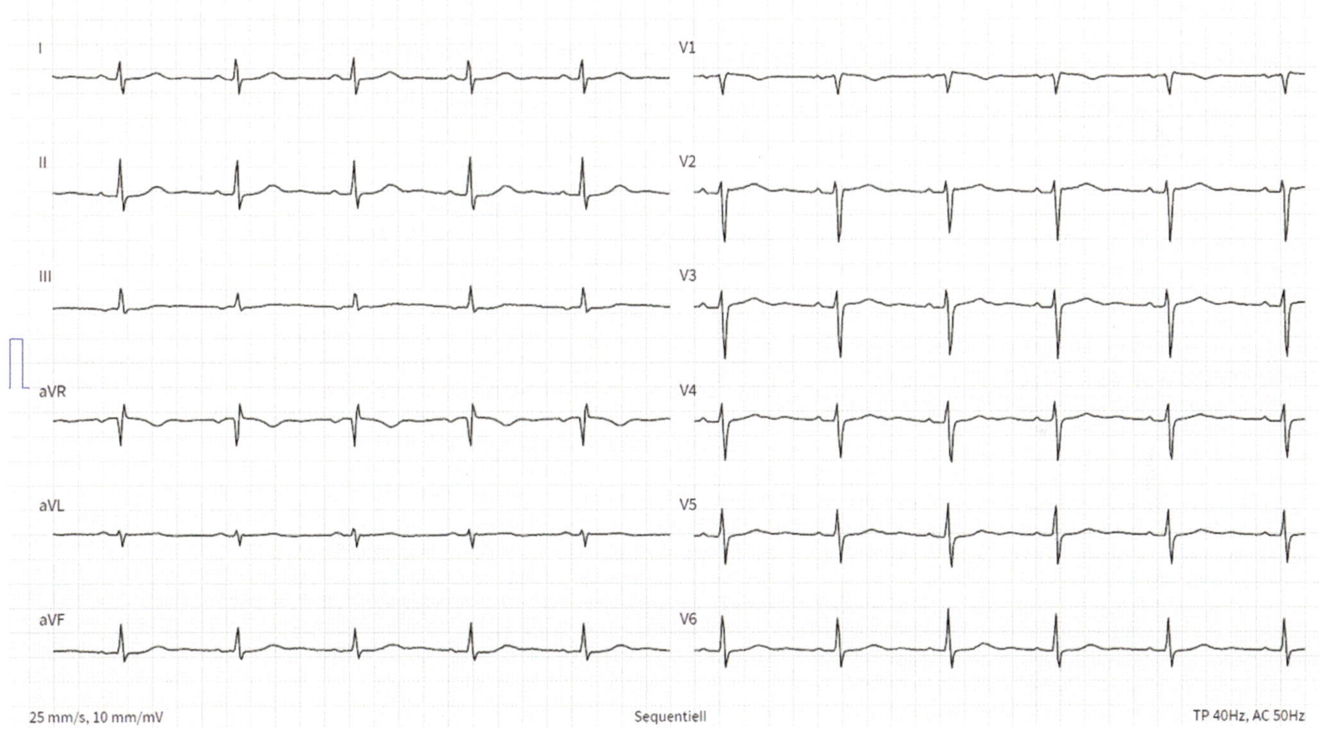

E. Ratzenböck et al., *EKG an 60 Fällen lernen und üben*, https://doi.org/10.1007/978-3-662-60615-5_31

EKG 21 **HF 65 /min**

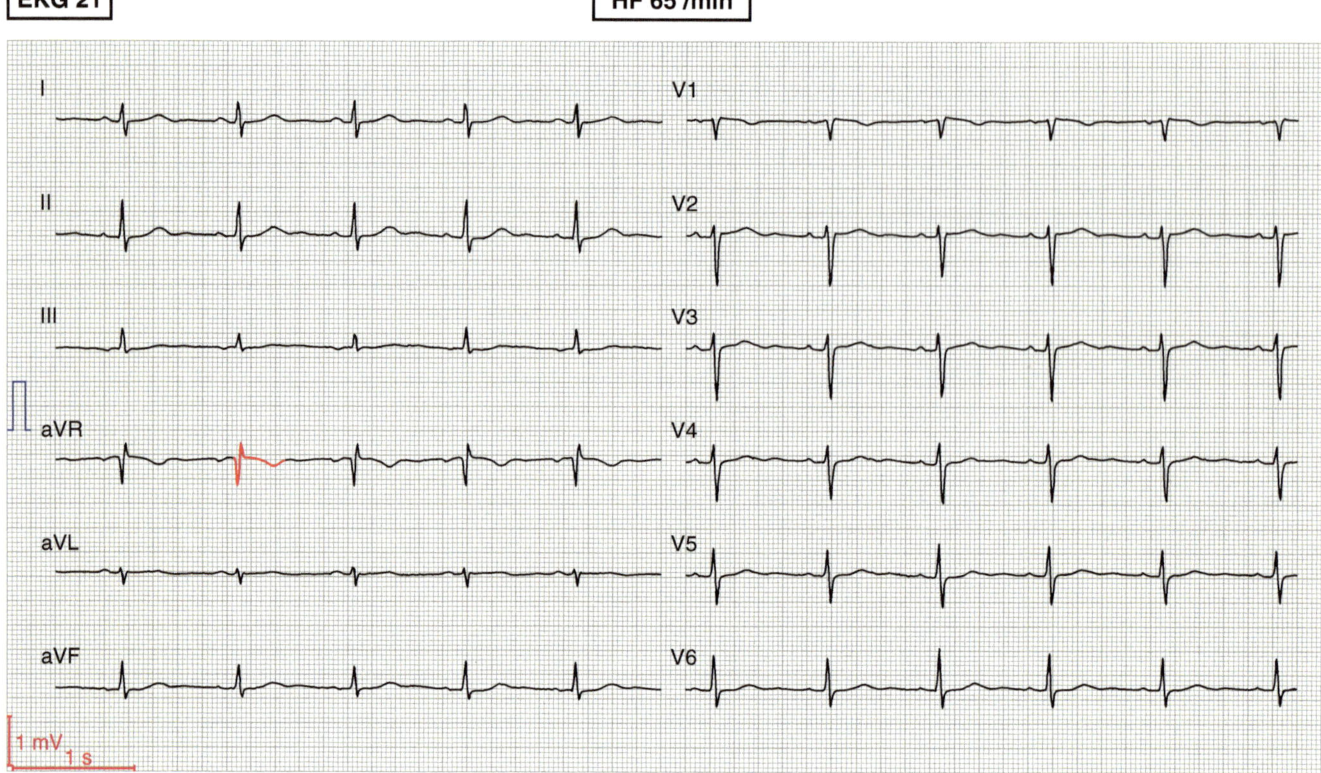

EKG

Et voilà – so soll es aussehen. Die Konfiguration von aVL in EKG 20 kann nun im korrekt abgeleiteten EKG in aVR gesehen werden.

Diagnose

Normalbefund

EKG 22: 54-jähriger Mann, massive Thoraxschmerzen

Anamnese

54-jähriger Mann. Seit 2 Tagen dumpfe Thoraxschmerzen mit akuter Exazerbation. Anamnestisch bisher immer gesund gewesen

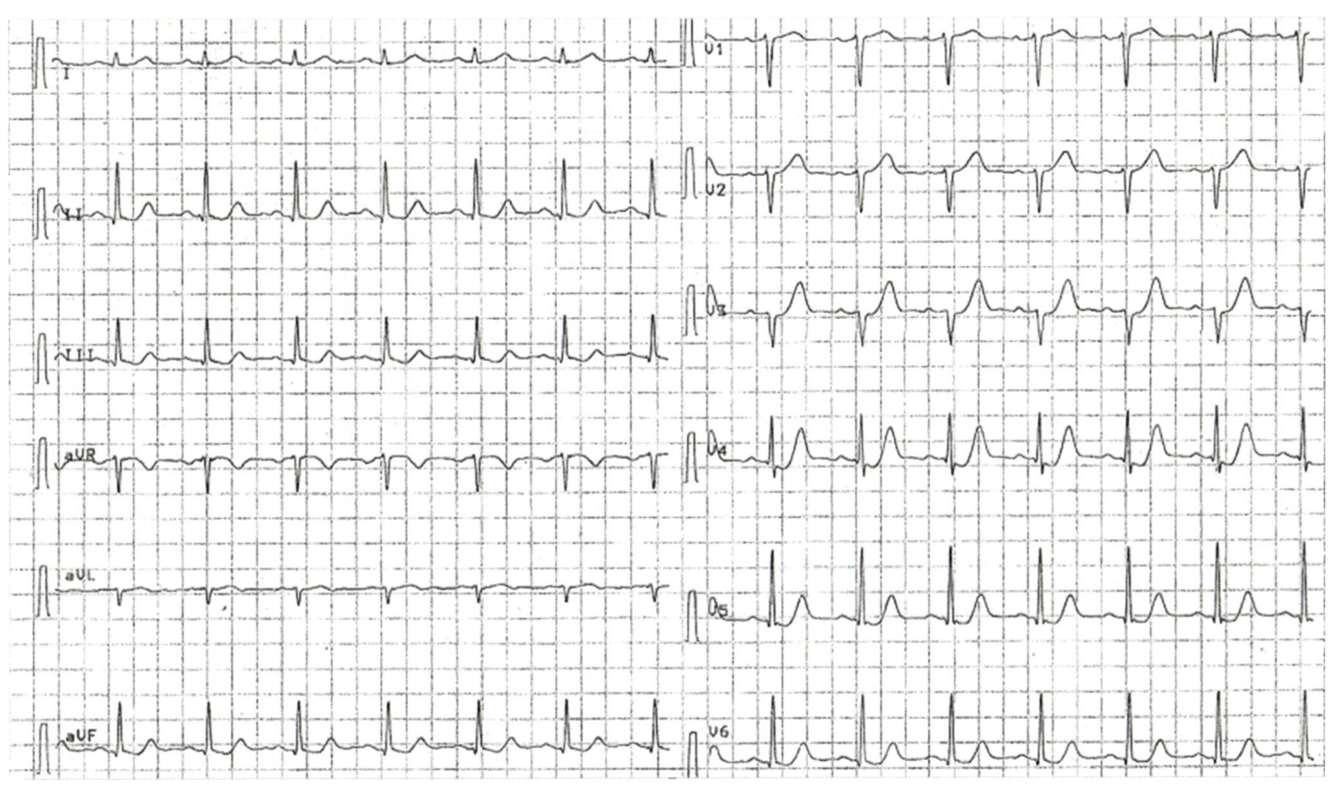

E. Ratzenböck et al., *EKG an 60 Fällen lernen und üben*, https://doi.org/10.1007/978-3-662-60615-5_32

EKG 22

HF 85 /min

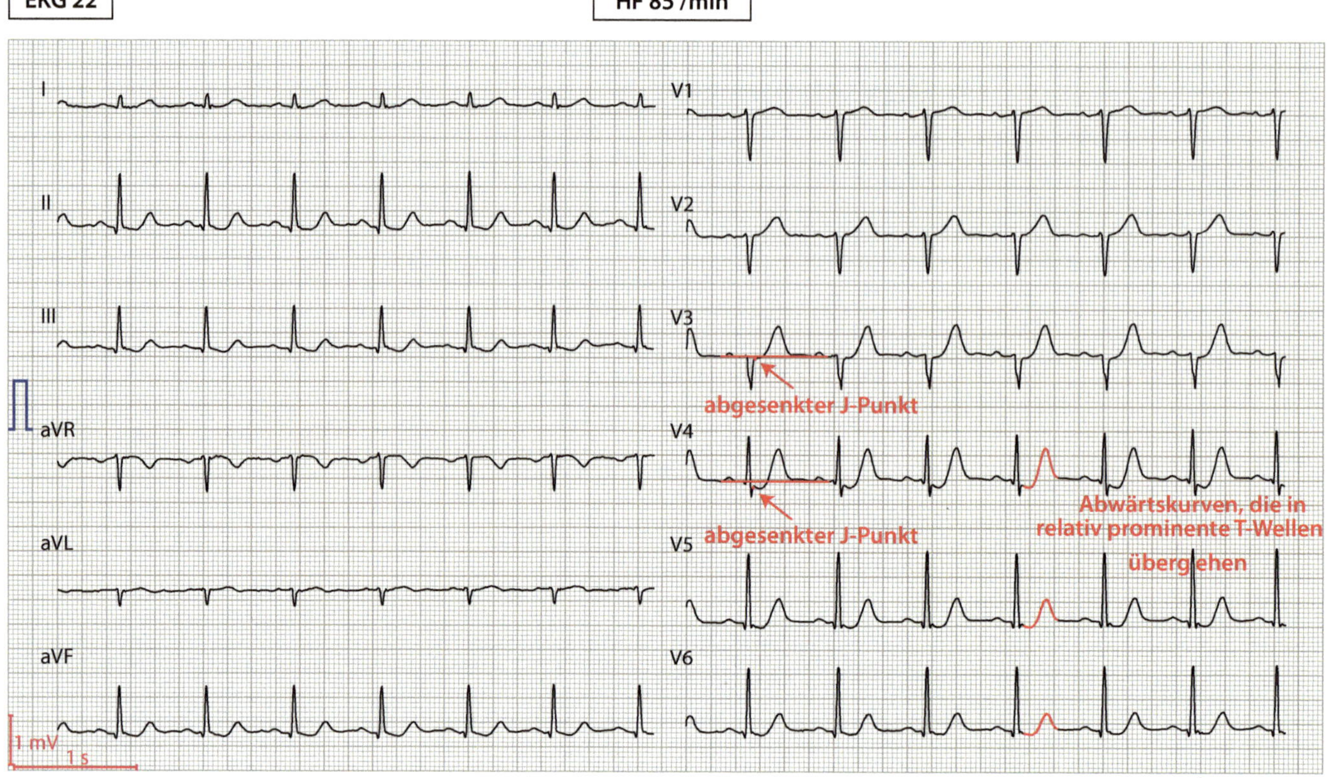

EKG

In Ableitung V3/V4 zeigen sich abgesenkte J-Punkte, die in relativ hohe T-Wellen übergehen.

Diagnose

De Winter-Syndrom

Das de Winter-Syndrom ist ein relativ seltenes EKG-Bild, das eine hochgradige LAD-Stenose anzeigt und daher wie ein STEMI behandelt werden muss.

Procedere

- Frühestmögliche Koronarangiografie
- Loading nach Wunsch der örtlichen interventionellen Kardiologen, z. B. mit
  - ASS 250 mg i.v. plus
  - Heparin 5000 IE i.v. plus
  - P2Y12-Antagonist (Ticagrelor 180 mg p.o. oder Efient 60 mg p.o.) plus
  - Statin (z. B. Atorvastatin 80 mg p.o.)

▶ **Merke** ***Typisch für das de Winter-Syndrom sind abgesenkte J-Punkte über der Vorderwand, die kurvenförmig in prominente T-Wellen übergehen, sowie oftmals geringe ST-Strecken-Hebungen in Ableitung aVR. Patienten mit de Winter-Syndrom haben ein erhöhtes Risiko, weil dieses EKG-Bild oft nicht erkannt wird! → Ein de Winter-EKG darf nicht übersehen werden, eine sofortige Koronarangiografie ist indiziert!***

EKG 23: 54-jähriger Mann, Thoraxschmerzen

Anamnese

54-jähriger Mann. Perakute Thoraxschmerzen, keine kardiovaskulären Risikofaktoren bekannt.

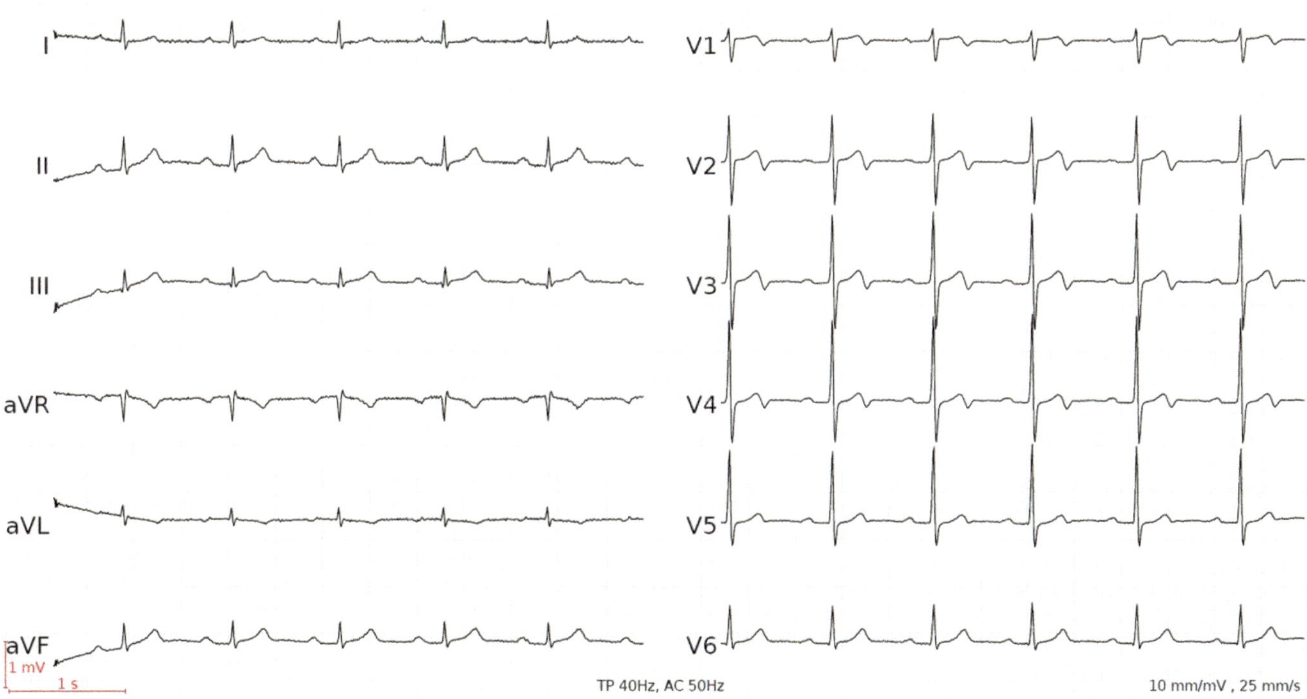

E. Ratzenböck et al., *EKG an 60 Fällen lernen und üben*, https://doi.org/10.1007/978-3-662-60615-5_33

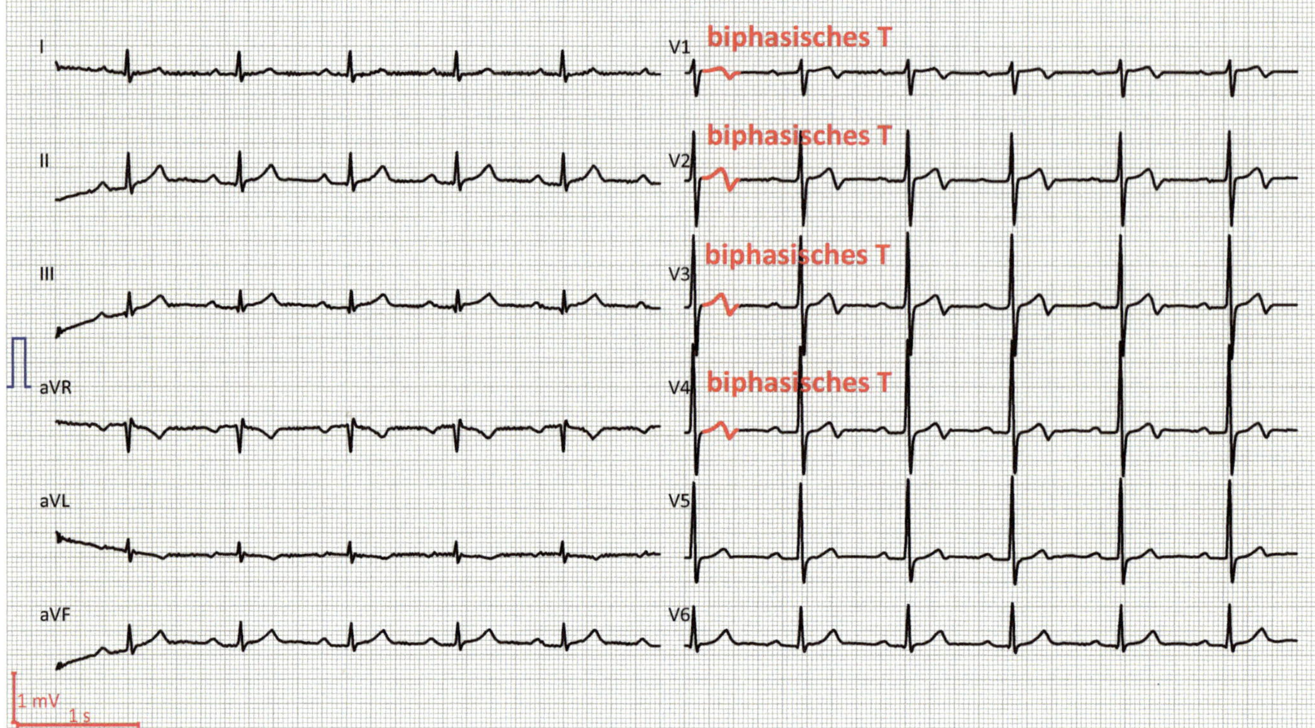

EKG

In V1–V4 zeigen sich biphasische T-Wellen, erst positiv, dann negativ.

Diagnose

Wellens-Syndrom (Typ A)

Wie das de Winter-Syndrom ist auch das Wellens-Syndrom eine eher seltene Manifestation einer hochgradigen LAD-Stenose und muss daher wie ein STEMI behandelt werden.

Procedere

- Frühestmögliche Koronarangiografie
- Loading nach Wunsch der örtlichen interventionellen Kardiologen, z. B. mit
  - ASS 250 mg i.v. plus
  - Heparin 5000 IE i.v. plus
  - P2Y12-Antagonist (Ticagrelor 180 mg p.o. oder Efient 60 mg p.o.) plus
  - Statin (z. B. Atorvastatin 80 mg p.o.)

Anmerkung: Wellens-Syndrom Typ B: im EKG tiefe T-Negativierungen über der Vorderwand; auch Patienten mit diesem EKG müssen sofort revaskularisiert werden.

EKG 24: 45-jährige Frau, Dyspnoe nach Langstreckenflug

Anamnese

45-jährige Frau. Selbstzuweisung direkt vom Flughafen mit Dyspnoe nach Langstreckenflug, soeben aus den USA zurückgekehrt. Bisher immer gesund gewesen

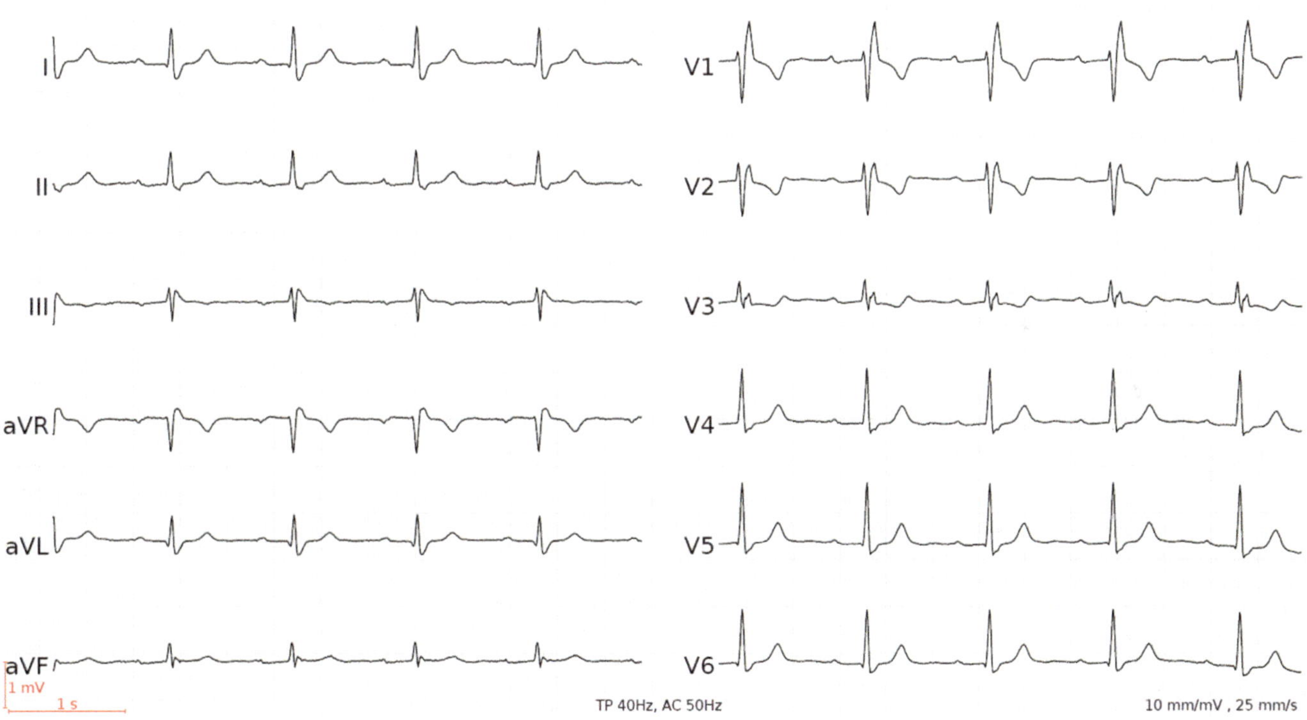

E. Ratzenböck et al., *EKG an 60 Fällen lernen und üben*, https://doi.org/10.1007/978-3-662-60615-5_34

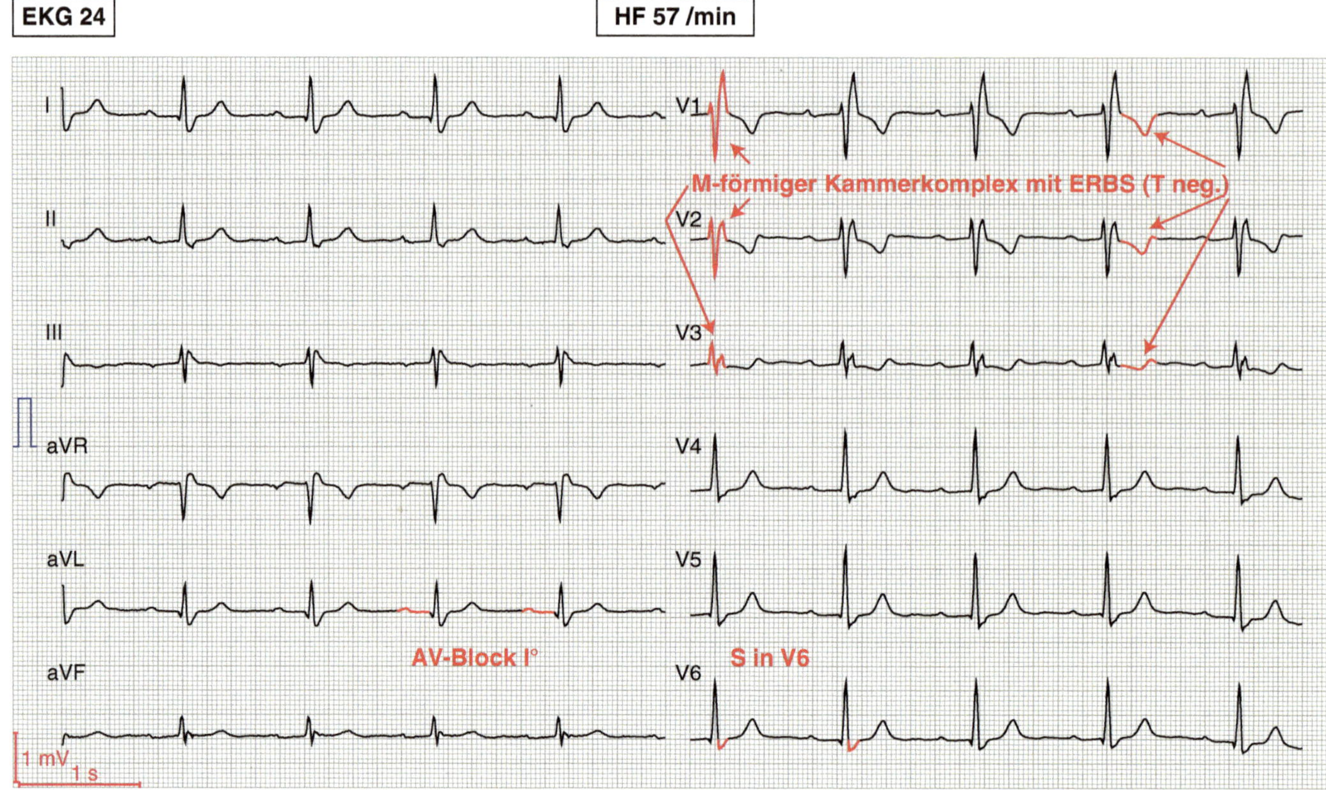

EKG

Es zeigt sich ein verbreiterter, hier „M"-förmiger (rSR') QRS-Komplex in Ableitung V1 mit entsprechenden Erregungsrückbildungsstörungen (T-Negativierung). Dies ist typisch für einen kompletten Rechtsschenkelblock. Für diesen sind zudem S-Zacken bis V6 typisch. Weiterhin besteht ein AV-Block I° (PQ-Zeit > 200 ms).

Diagnose

Kompletter Rechtsschenkelblock

Procedere

- Wenn möglich Vergleich mit Vor-EKG (RSB neu?)
- Abklärung hinsichtlich möglicher Lungenembolie (D-Dimere, Wells-Score, Thorax-CT oder -Szintigrafie)

EKG 25: 52-jähriger Mann mit Synkope

Anamnese

52-jähriger Mann. Eigentlich gesunder, sportlicher Patient. Alarmierung des Rettungsdienstes durch die Ehefrau aufgrund einer Synkope im Sitzen. Er hatte eine Woche zuvor eine Kniearthroskopie und war deshalb zuletzt immobilisiert.

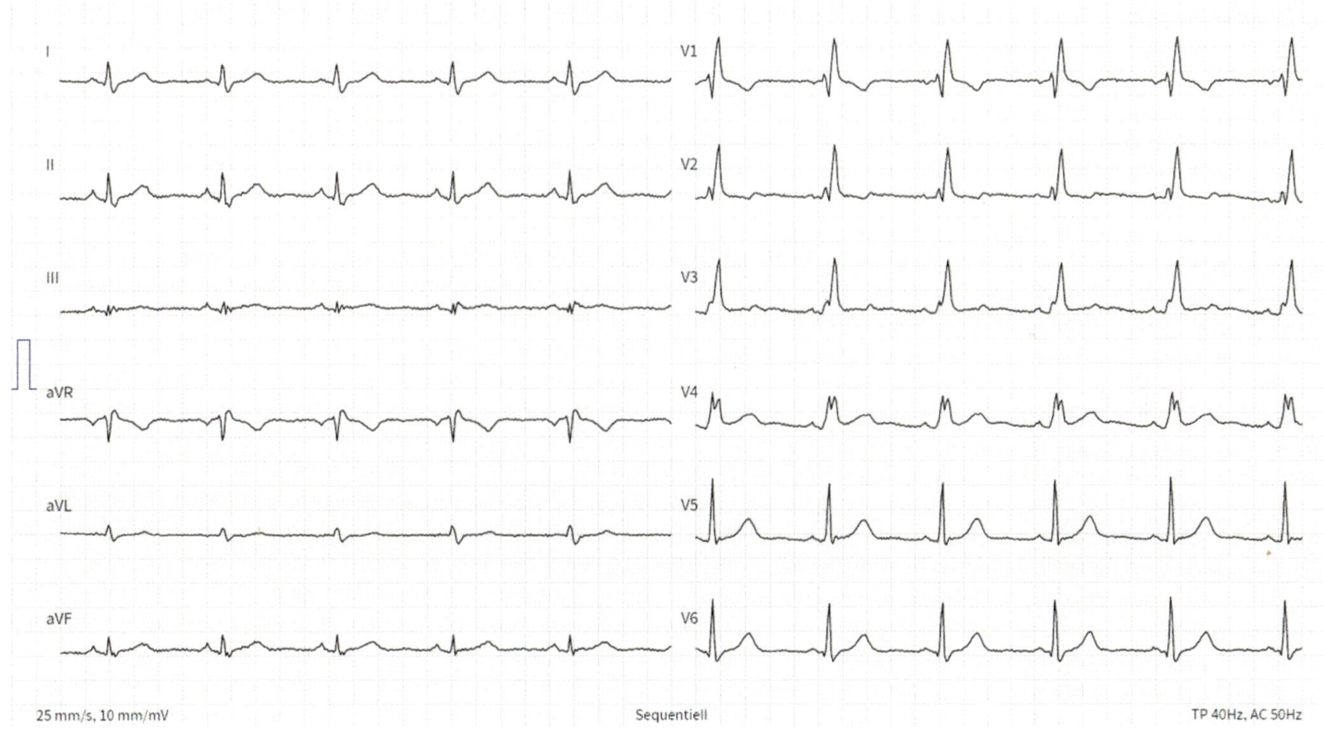

E. Ratzenböck et al., *EKG an 60 Fällen lernen und üben*, https://doi.org/10.1007/978-3-662-60615-5_35

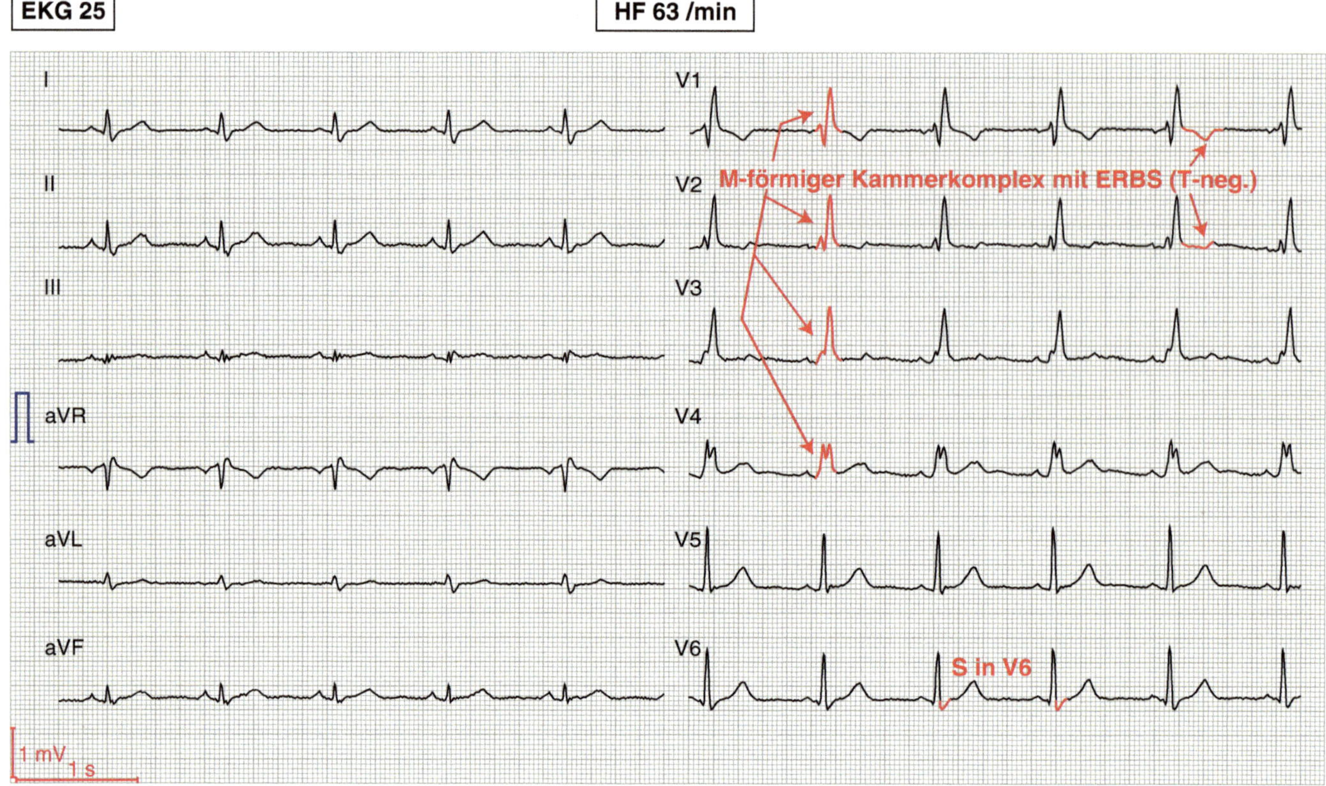

EKG

Es zeigen sich ein verbreiterter, hier „M"-förmiger (rSR') QRS-Komplex in Ableitung V1–V4 sowie S-Zacken in V6. Dies ist typisch für einen kompletten Rechtsschenkelblock.

Diagnose

Kompletter Rechtsschenkelblock

Procedere

- Abklärung hinsichtlich möglicher Lungenembolie (D-Dimere, Wells-Score, Thorax-CT oder -Szintigrafie)

EKG 26: 68-jähriger Mann mit Dyspnoe

Anamnese

68-jähriger Mann. Akute Dyspnoe und Blutdruckabfall, er fühlt sich „wie damals beim Herzinfarkt“. Zustand nach Vorderwandinfarkt 2 Jahre zuvor, eigentlich regelmäßige Einnahme von ASS, dies ist derzeit aber aufgrund eines zahnärztlichen Eingriffs pausiert.

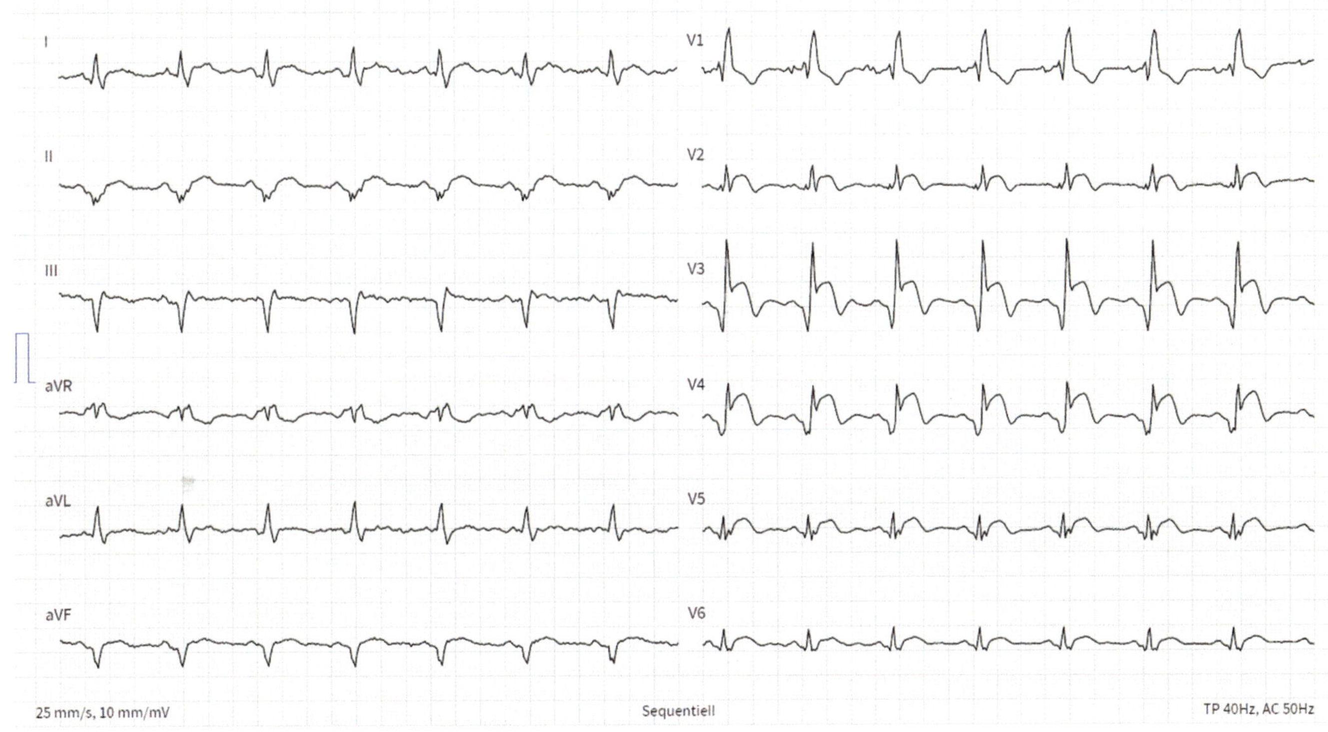

E. Ratzenböck et al., *EKG an 60 Fällen lernen und üben*, https://doi.org/10.1007/978-3-662-60615-5_36

EKG 26 HF 86 /min

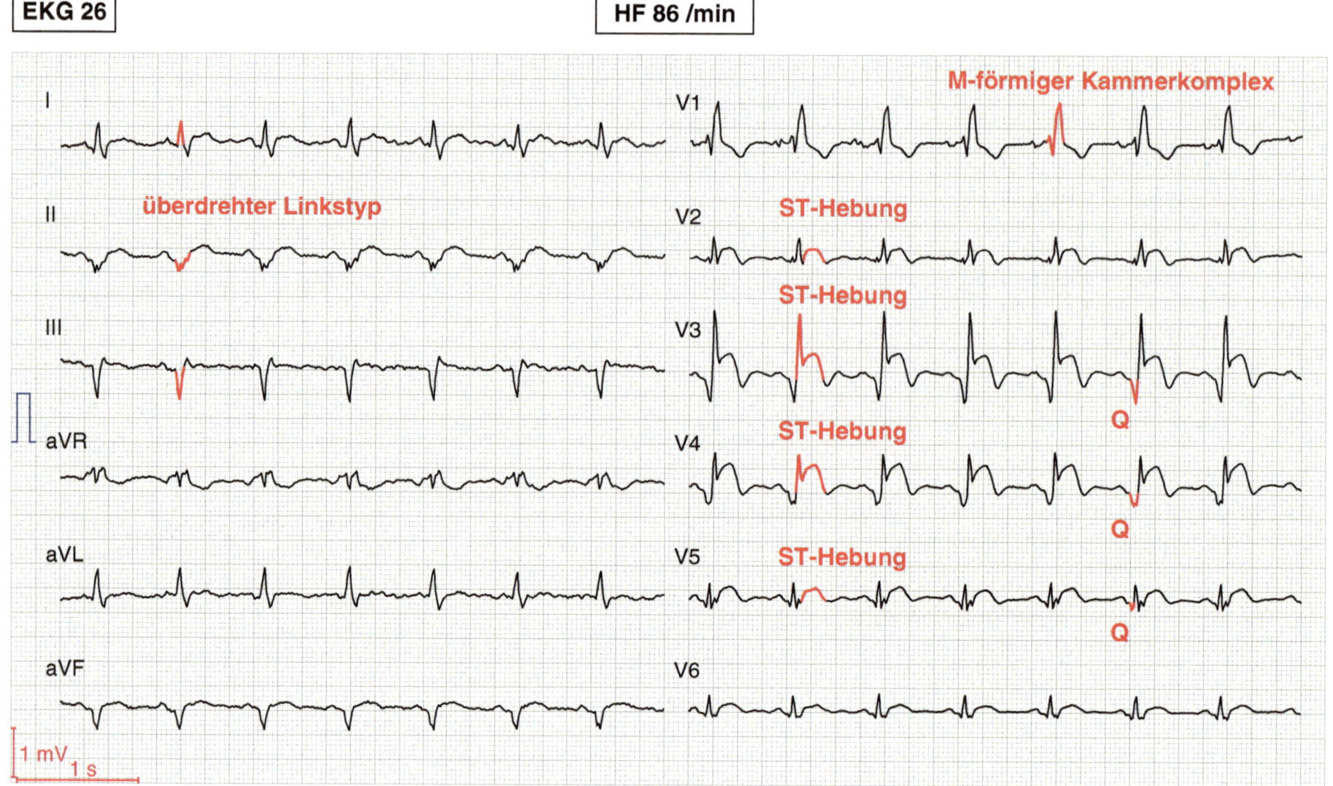

EKG

In V1 findet sich ein verbreiterter, angedeutet „M"-förmiger Kammerkomplex, der einem RSB entspricht. Die Endstrecken sind in Ableitung V2–V5 deutlich angehoben. Q-Zacken repräsentieren den abgelaufenen Vorderwandinfarkt. Weiterhin zeigt sich zum RSB ein überdrehter Linkslagetyp, somit ein bifaszikulärer Block.

Diagnose

ST-Strecken-Hebungs-Infarkt (STEMI) der Vorderwand bei komplettem Rechtsschenkelblock

Procedere

- Frühestmögliche Koronarangiografie
- Loading nach Wunsch der örtlichen interventionellen Kardiologen, z. B. mit
  - ASS 250 mg i.v. plus
  - Heparin 5000 IE i.v. plus
  - P2Y12-Antagonist (Ticagrelor 180 mg p.o. oder Efient 60 mg p.o.) plus
  - Statin (z. B. Atorvastatin 80 mg p.o.)
- Ggf. Katecholamine

▶ **Merke** ***Auch bei Rechtsschenkelblock-EKG ist eine Infarktdiagnostik möglich!***

EKG 27: 45-jähriger Mann, Zustand nach Reanimation bei Kammerflimmern

Anamnese

45-jähriger Mann. Schockraumzuweisung bei Z. n. Reanimation und Intubation bei Kammerflimmern, 8-malige Defibrillation, 4-malige Adrenalingabe, 1 × 300 mg Amiodaron erhalten. ROSC (Wiedererlangung des Spontankreislaufes) nach ca. 20 Minuten. Er sei noch selbst aus seinem Auto ausgestiegen und dann kollabiert.

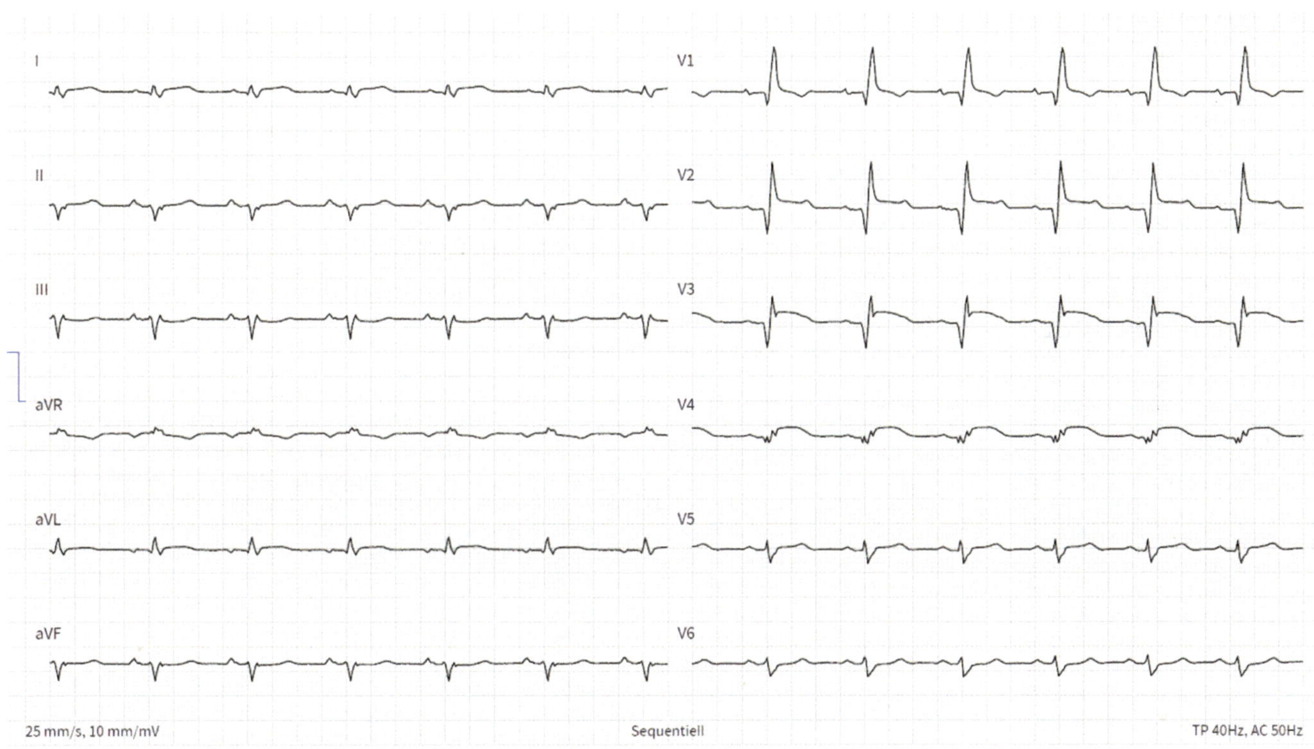

E. Ratzenböck et al., *EKG an 60 Fällen lernen und üben*, https://doi.org/10.1007/978-3-662-60615-5_37

EKG 27 **HF 76 /min**

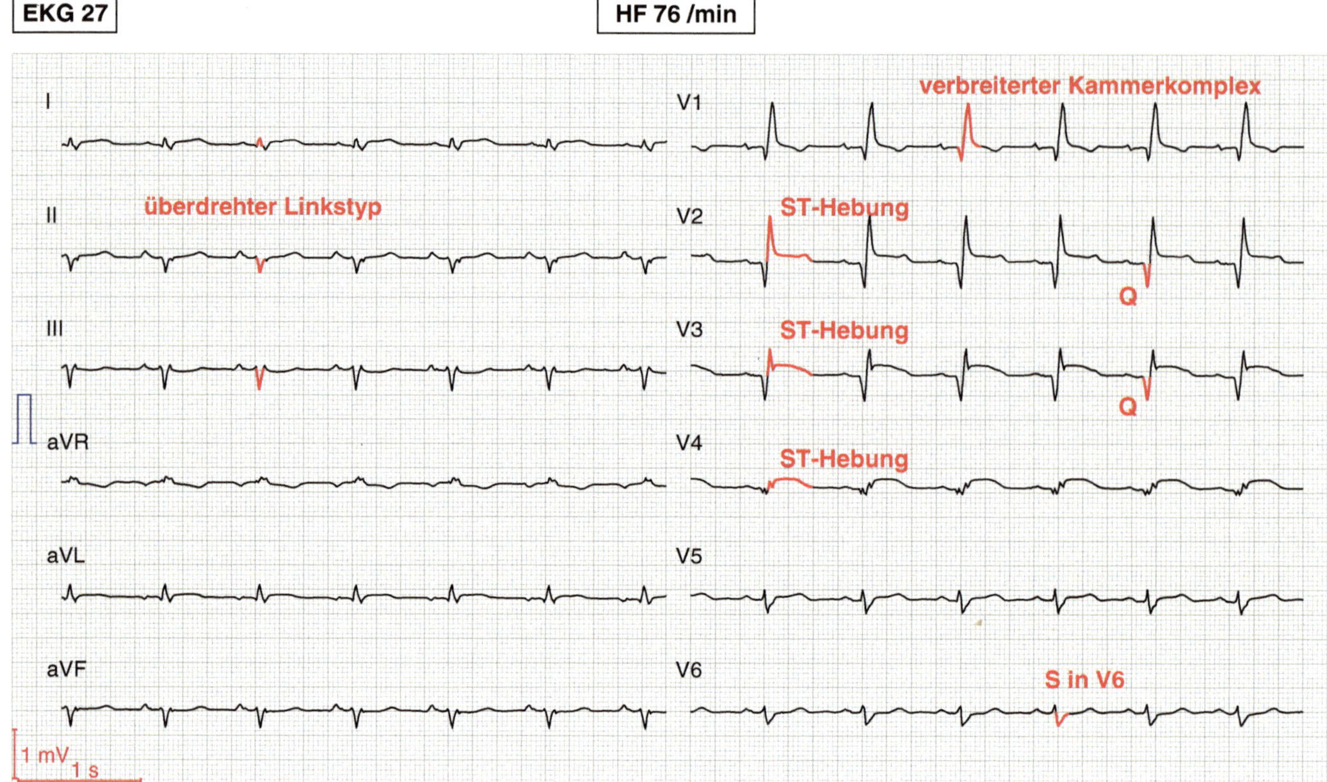

EKG

Es zeigt sich ein verbreiterter, annähernd „M“-förmiger Kammerkomplex in V1 sowie S-Zacken in V6, typisch für einen kompletten Rechtsschenkelblock. Darüber hinaus finden sich ST-Strecken-Hebungen in Ableitung V2–V4 aus der Q-Zacke (somit Zeichen eines nicht ganz akuten Geschehens oder eines bereits stattgehabten Myokardinfarktes) heraus. Es findet sich ein überdrehter Linkslagetyp.

Diagnose

ST-Strecken-Hebungs-Infarkt (STEMI) der Vorderwand bei komplettem Rechtsschenkelblock

Procedere

- Frühestmögliche Koronarangiografie
- Loading nach Wunsch der örtlichen interventionellen Kardiologen, bei intubiertem Patienten z. B. mit ASS 250 mg i.v. plus Heparin 5000 IE i.v.

EKG 28: 37-jähriger Mann, Polytrauma

Anamnese

37-jähriger Mann. Polytrauma, wurde als Radfahrer von einem Auto angefahren. Z. n. präklinischer Intubation

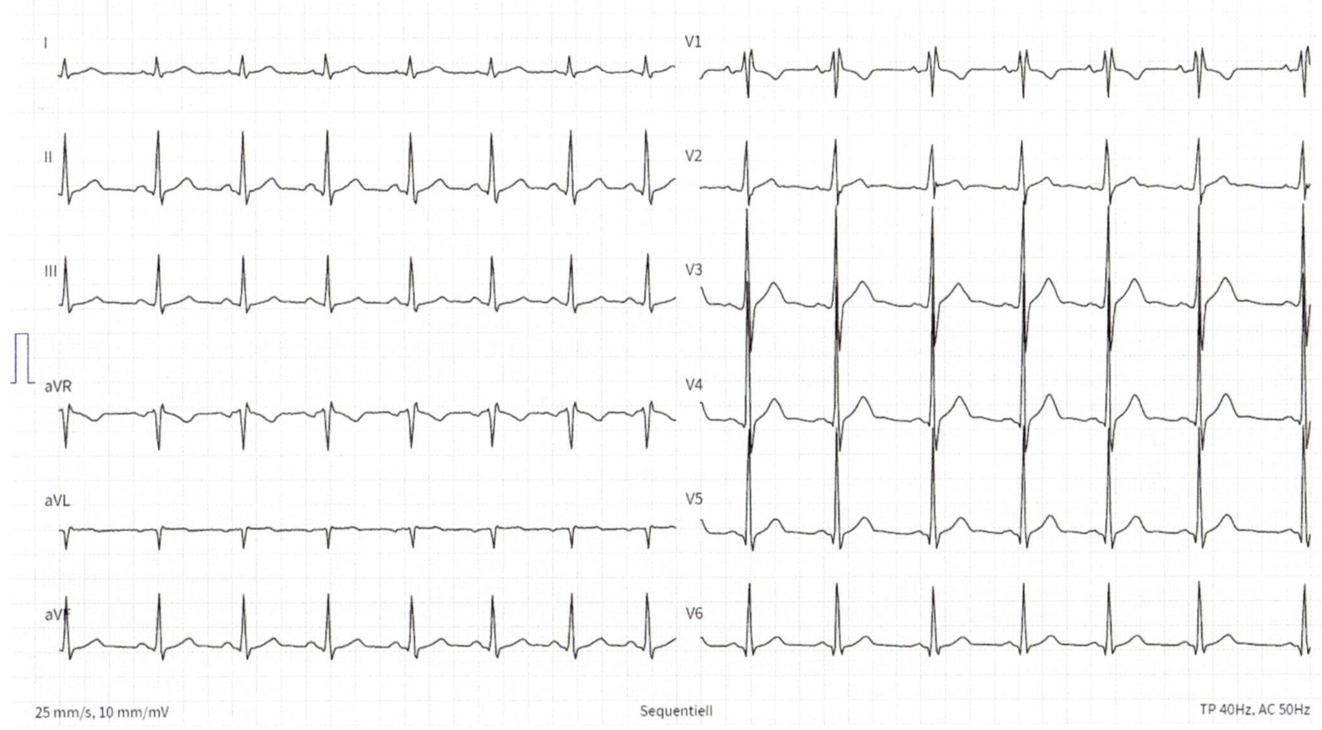

E. Ratzenböck et al., *EKG an 60 Fällen lernen und üben*, https://doi.org/10.1007/978-3-662-60615-5_38

EKG 28 **HF 94 /min**

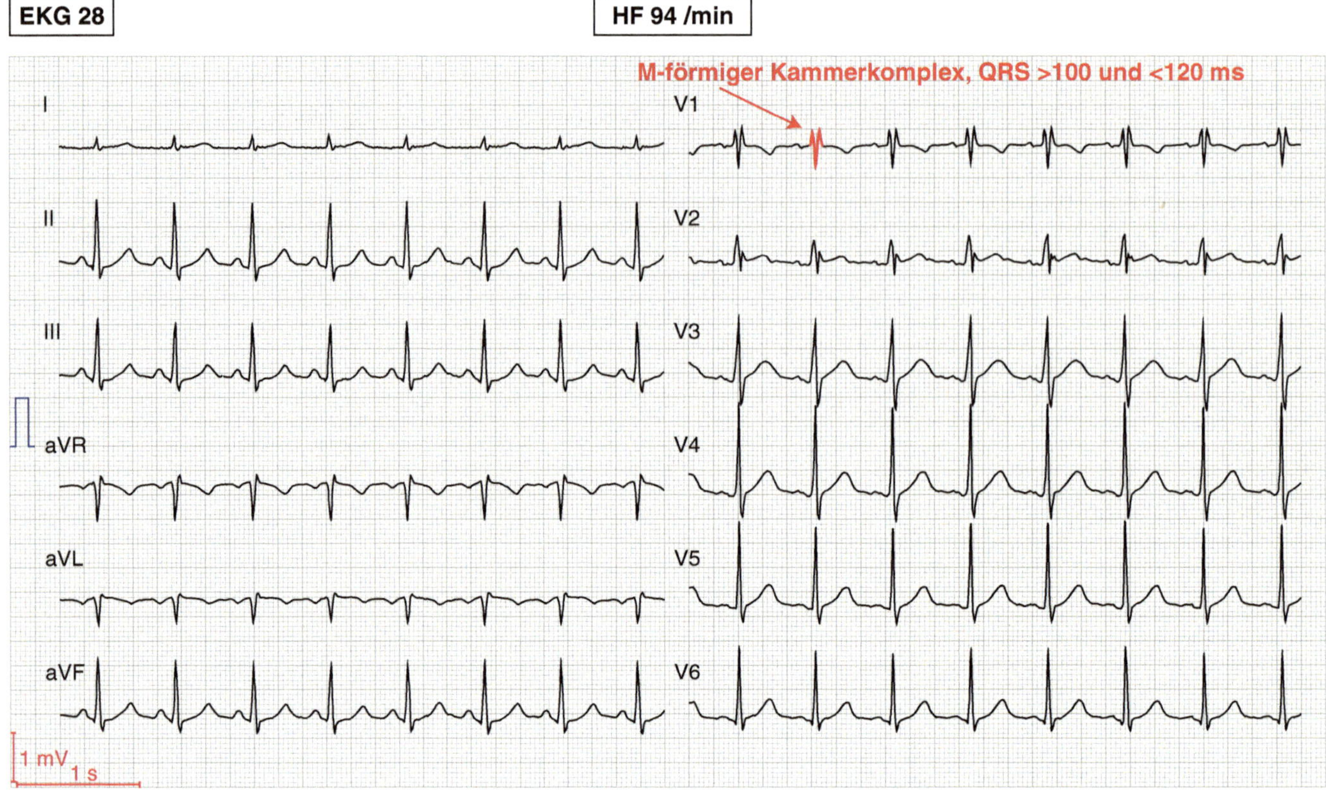

EKG

In Ableitung V1 und V2 zeigt sich ein „M"-förmiger (rSr') QRS-Komplex, allerdings in Vergleich zu EKG 24 und 25 deutlich schmaler. Die QRS-Breite liegt zwischen 100 und 120 ms.

Diagnose

Inkompletter Rechtsschenkelblock

Procedere

Keine Konsequenzen

EKG 29: 66-jährige Patientin mit massiven Thoraxschmerzen

Anamnese

66-jährige Frau. Massive Thoraxschmerzen seit einigen Stunden, arterielle Hypertonie, Nikotinabusus

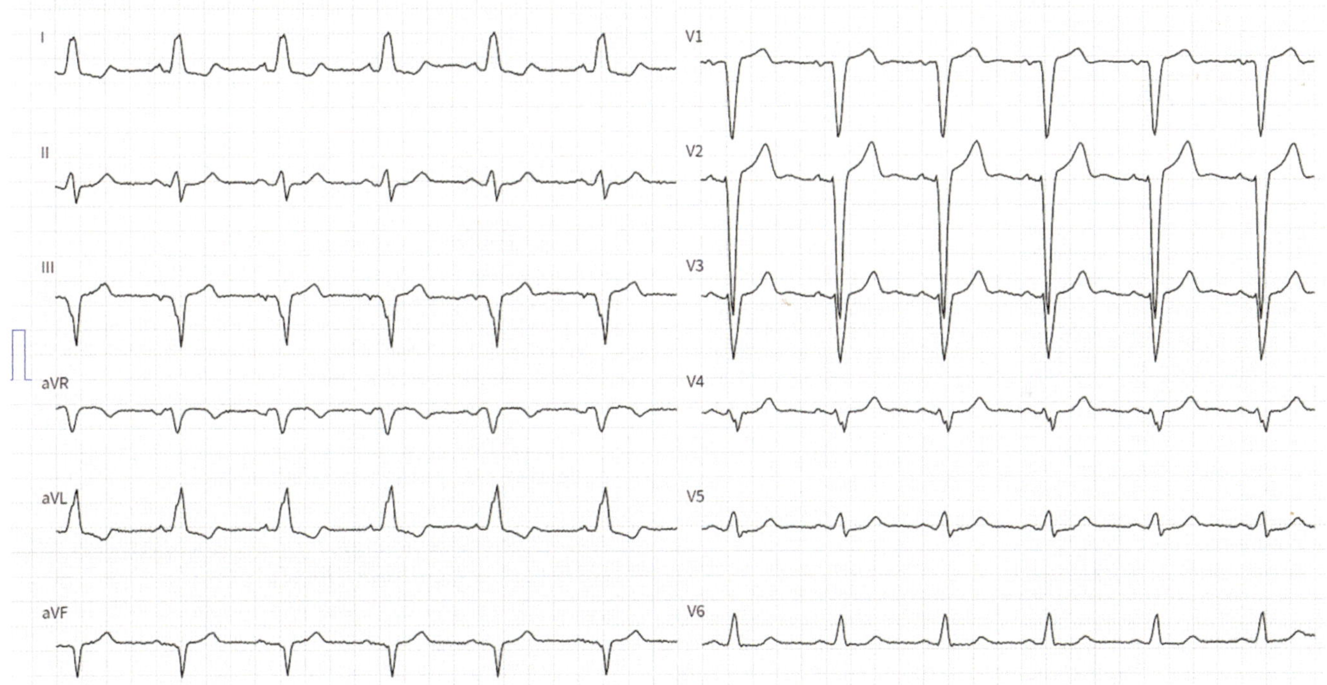

E. Ratzenböck et al., *EKG an 60 Fällen lernen und üben*, https://doi.org/10.1007/978-3-662-60615-5_39

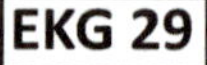

HF 70 /min

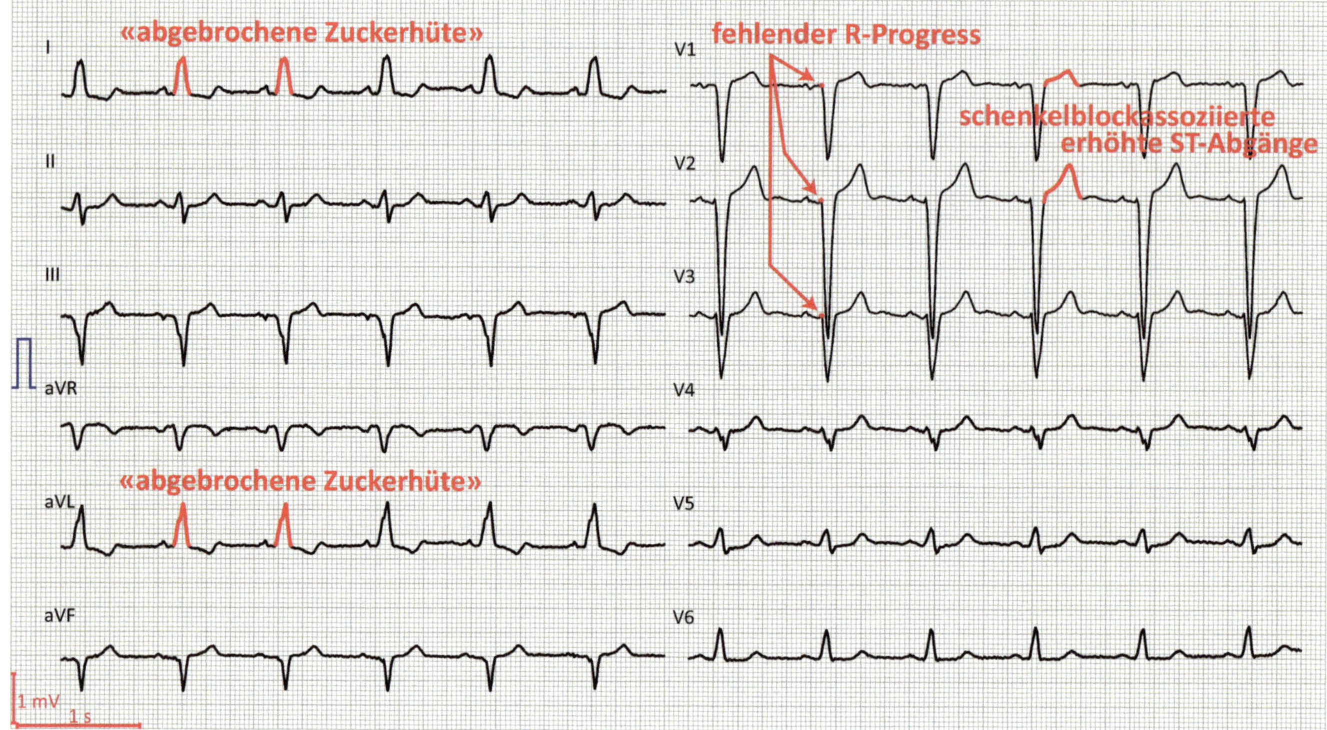

EKG

Es findet sich ein verbreiterter QRS-Komplex (>120 ms). Die QRS-Komplexe in Ableitungen I und aVL sehen aus wie „abgebrochene Zuckerhüte“. In Ableitung V1–V3 zeigt sich ein fehlendes Anwachsen der R-Zacken, die ST-Strecken zeigen hier schenkelblockassoziierte erhöhte ST-Strecken-Abgänge. In Ableitung V6 finden sich, im Gegensatz zum Rechtsschenkelblock, keine S-Zacken.

Diagnose

Kompletter Linksschenkelblock

Procedere

Falls möglich, Vergleich mit Vor-EKG: wenn LSB neu **und** Bestehen typischer Thoraxschmerzen → STEMI-Äquivalent → entsprechendes Procedere:

- Frühestmögliche Koronarangiografie
- Loading nach Wunsch der örtlichen interventionellen Kardiologen, z. B. mit
  - ASS 250 mg i.v. plus
  - Heparin 5000 IE i.v. plus
  - P2Y12-Antagonist (Ticagrelor 180 mg p.o. oder Efient 60 mg p.o.) plus
  - Statin (z. B. Atorvastatin 80 mg p.o.)

▶ **Merke** ***Ein neuer kompletter Linksschenkelblock gilt bei typischer Klinik als STEMI!***

EKG 30: 46-jähriger Mann, Sturz unter Alkoholeinfluss

Anamnese

46-jähriger Mann. Von Passanten in einem Park liegend vorgefunden, bekannter Alkoholabusus

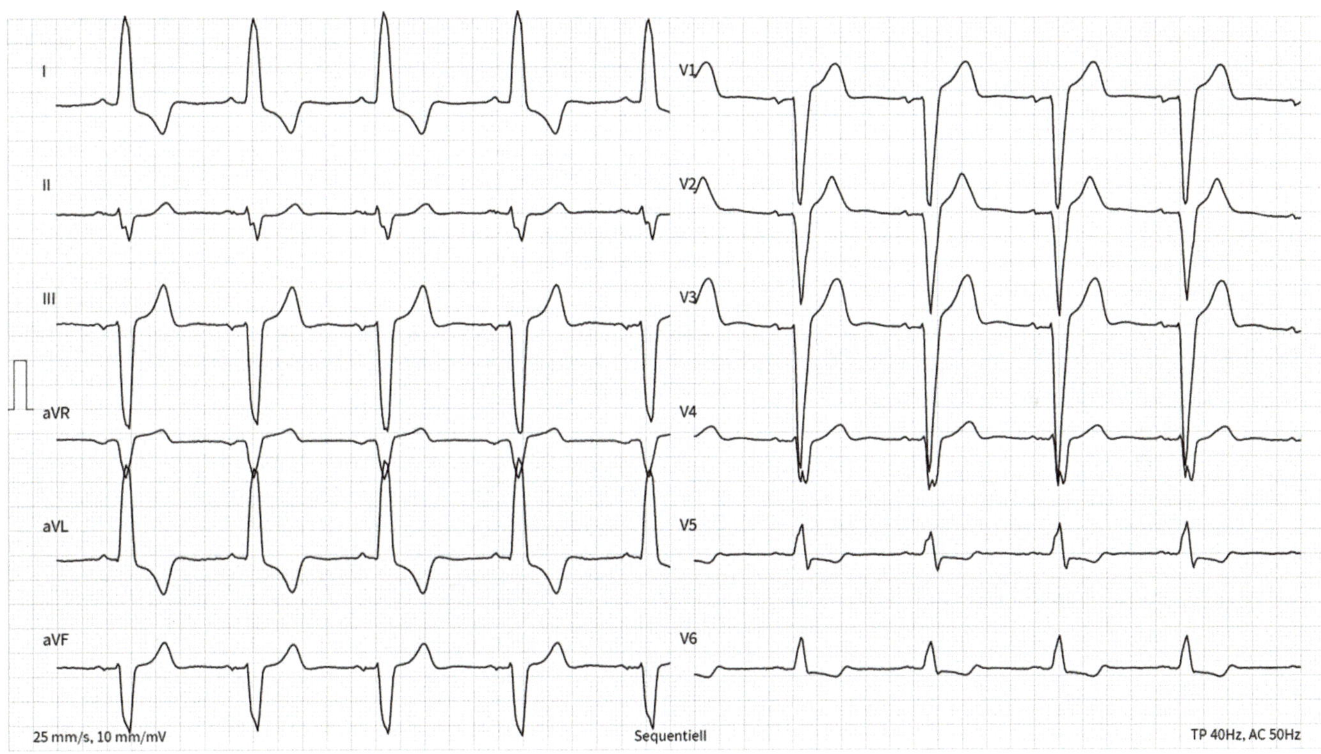

E. Ratzenböck et al., *EKG an 60 Fällen lernen und üben*, https://doi.org/10.1007/978-3-662-60615-5_40

EKG 30 **HF 56 /min**

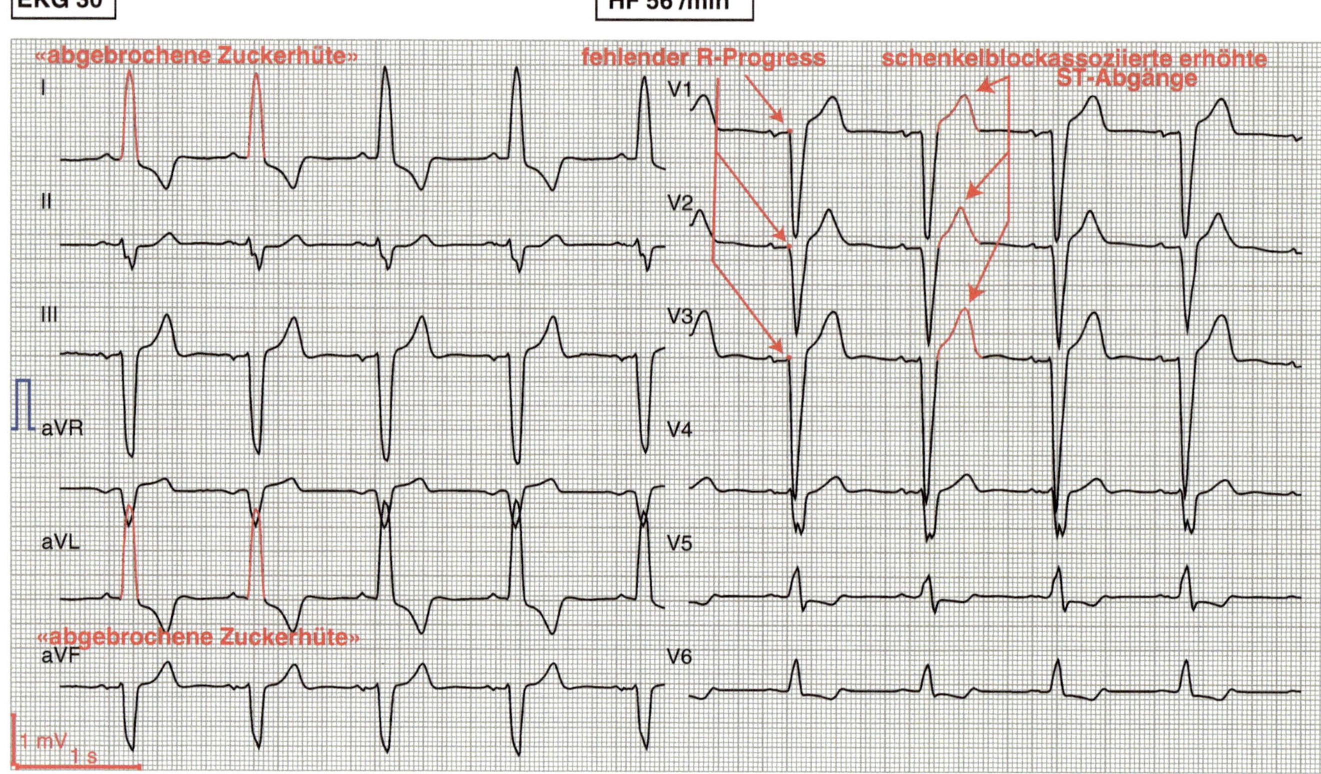

EKG

Es findet sich ein verbreiterter QRS-Komplex (>120 ms). Die QRS-Komplexe in Ableitung I und aVL sehen aus wie „abgebrochene Zuckerhüte". In Ableitung V1–V3 zeigt sich ein fehlendes Anwachsen der R-Zacken, die ST-Strecken zeigen schenkelblockassoziierte erhöhte ST-Strecken-Abgänge. In Ableitung V6 finden sich, im Gegensatz zum Rechtsschenkelblock, keine S-Zacken

Diagnose

Kompletter Linksschenkelblock

Procedere

- Falls möglich, Vergleich mit Vor-EKG: Wenn LSB neu **und** Bestehen typischer Thoraxschmerzen → STEMI-Äquivalent → entsprechendes Procedere einleiten
- Differenzialdiagnostisch können bei einem LSB auch andere strukturelle Herzerkrankungen vorliegen, wie z.B. eine Dilatative Kardiomyopathie (DCM); im vorliegenden Fall handelte es sich um eine alkoholinduzierte DCM.

EKG 31: 43-jähriger Mann, Thoraxschmerz

Anamnese

43-jähriger Mann. Akute Thoraxschmerzen und Dyspnoe. Bisher gesund, jedoch massiver Nikotinabusus

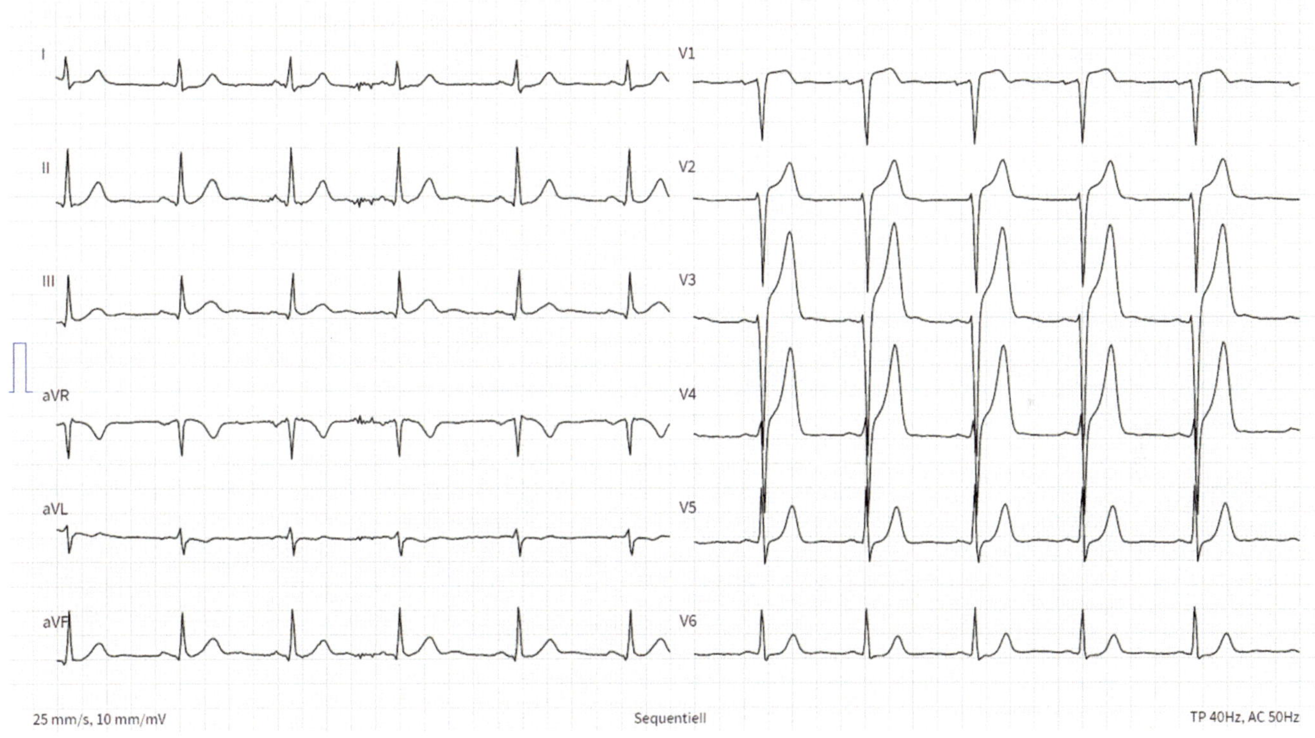

E. Ratzenböck et al., *EKG an 60 Fällen lernen und üben*, https://doi.org/10.1007/978-3-662-60615-5_41

EKG 31 **HF 66 /min**

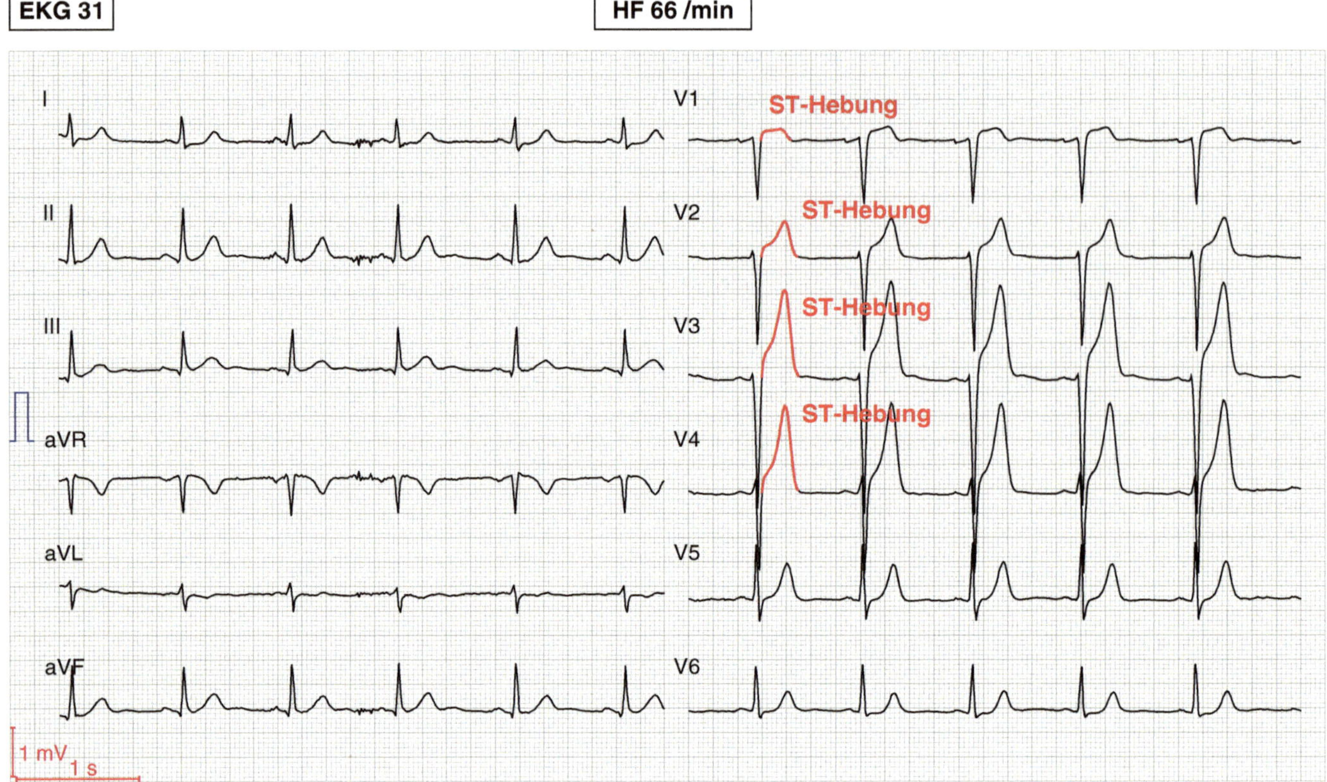

EKG

Und wieder ein kompletter Linksschenkelblock … oder?

Achtung: In V1–V3 zeigen sich zwar Ähnlichkeiten zum LSB, der QRS-Komplex in diesem EKG ist jedoch schmal, somit liegt kein LSB vor.

Diagnose

(Übergang von Erstickungs-T zu) ST-Strecken-Hebungs-Infarkt (STEMI) der Vorderwand (selber Patient wie in EKG 4)

Procedere

- Frühestmögliche Koronarangiografie
- Loading nach Wunsch der örtlichen interventionellen Kardiologen, z. B. mit
  - ASS 250 mg i.v. plus
  - Heparin 5000 IE i.v. plus
  - P2Y12-Antagonist (Ticagrelor 180 mg p.o. oder Efient 60 mg p.o.) plus
  - Statin (z. B. Atorvastatin 80 mg p.o.)

EKG 32: 43-jährige Frau, oberer Luftwegsinfekt

Anamnese

43-jährige Frau. Oberer Luftwegsinfekt, im Verlauf: Diagnose einer Influenza. Anamnestisch bisher gesund

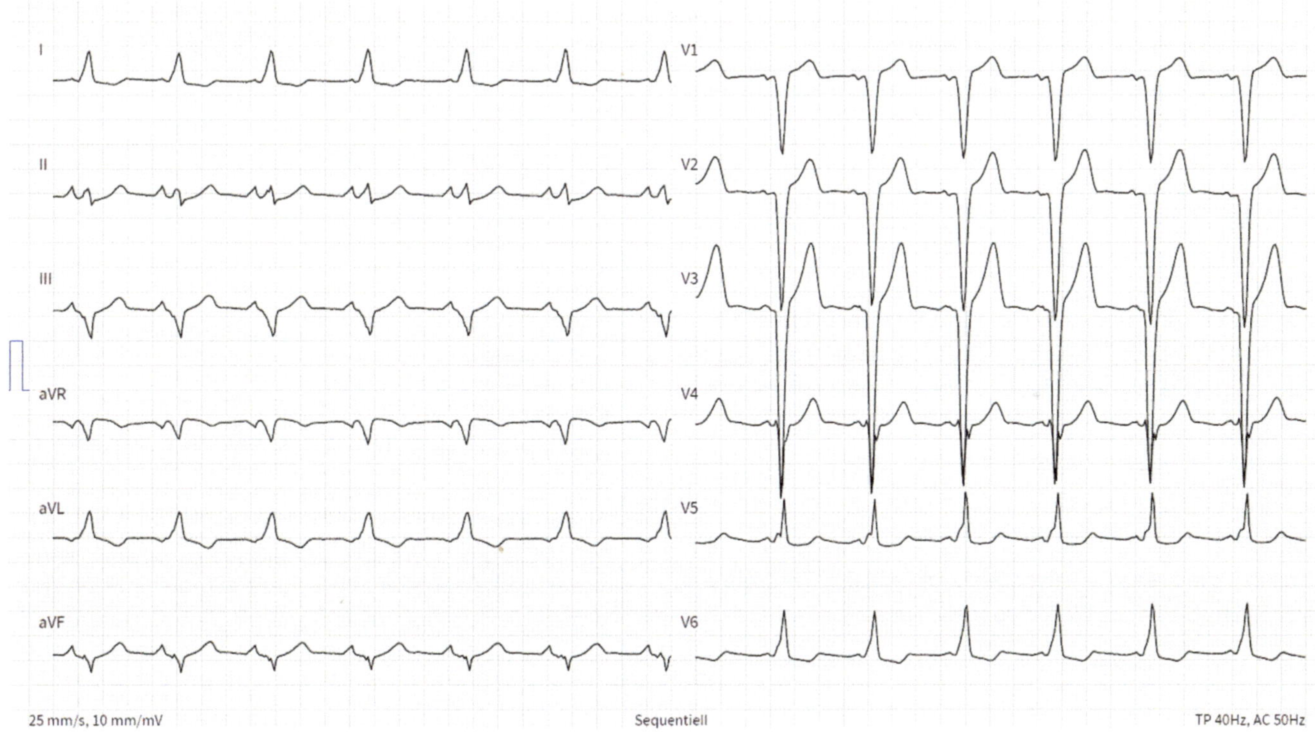

E. Ratzenböck et al., *EKG an 60 Fällen lernen und üben*, https://doi.org/10.1007/978-3-662-60615-5_42

EKG 32 **HF 78 /min**

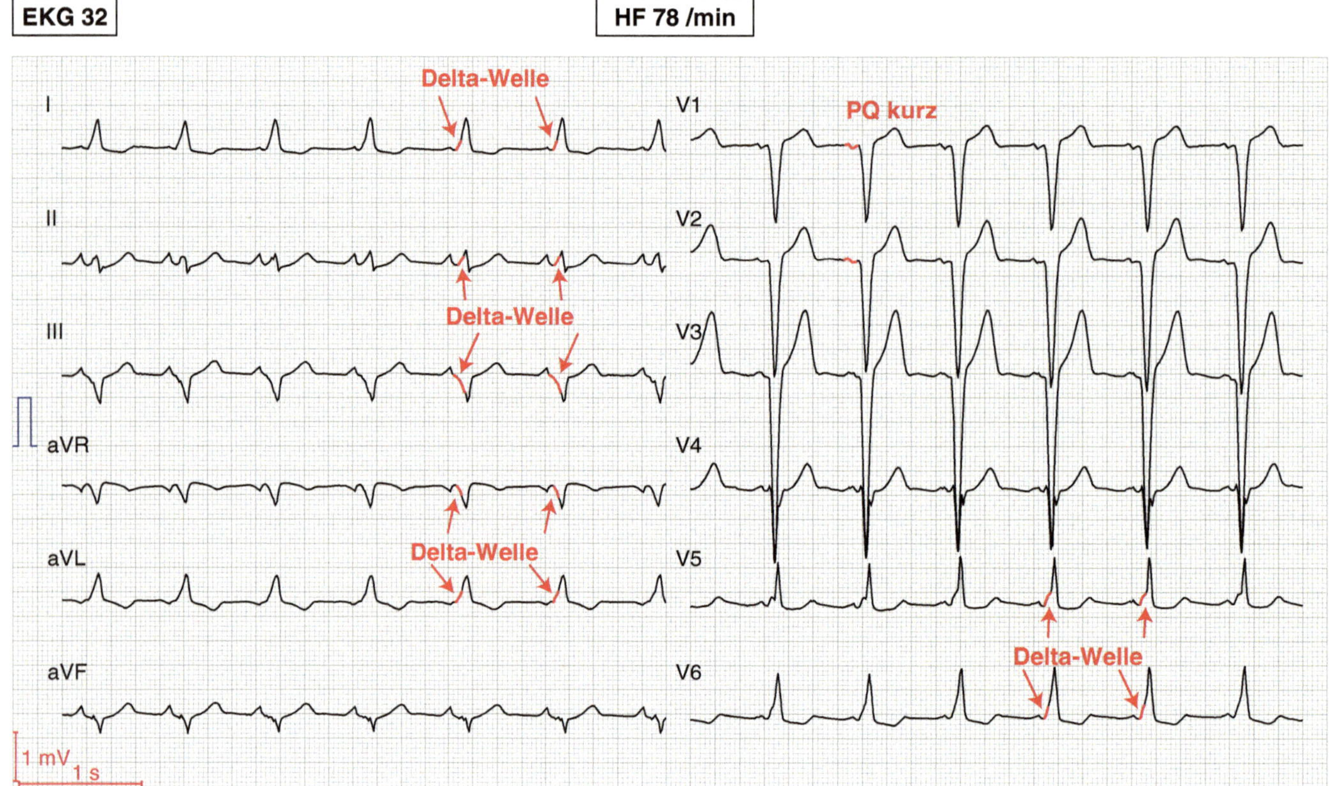

EKG

Aber jetzt – der nächste komplette Linksschenkelblock?

Nein! Die QRS-Zacken sind zwar verbreitert und es zeigt sich ein R-Verlust über der Vorderwand, dies beruht jedoch auf einer „Delta-Welle". Darüber hinaus fällt die sehr kurze PQ-Zeit auf.

Diagnose

Präexzitation bei akzessorischer Leitungsbahn (bei Auftreten von Tachykardien „WPW-Syndrom" genannt)

Procedere

- Kardiale Anamnese erheben:
  - Synkopen?
  - Episoden von Herzrasen?
- Falls positiv, stationäre Abklärung; falls negativ ambulante kardiologische Vorstellung. Ggf. Ablation im Verlauf

▶ **Merke** ***Das WPW (Wolff-Parkinson-White)-Syndrom ist eine angeborene Erkrankung, bei der über eine zusätzliche Leitungsbahn („Kent-Bündel") Teile des Ventrikels vorzeitig erregt werden („Prä-Exzitation").***

EKG 33: 66-jähriger Mann, akuter Thoraxschmerz

Anamnese

66-jähriger Mann. Akuter Thoraxschmerz und Dyspnoe

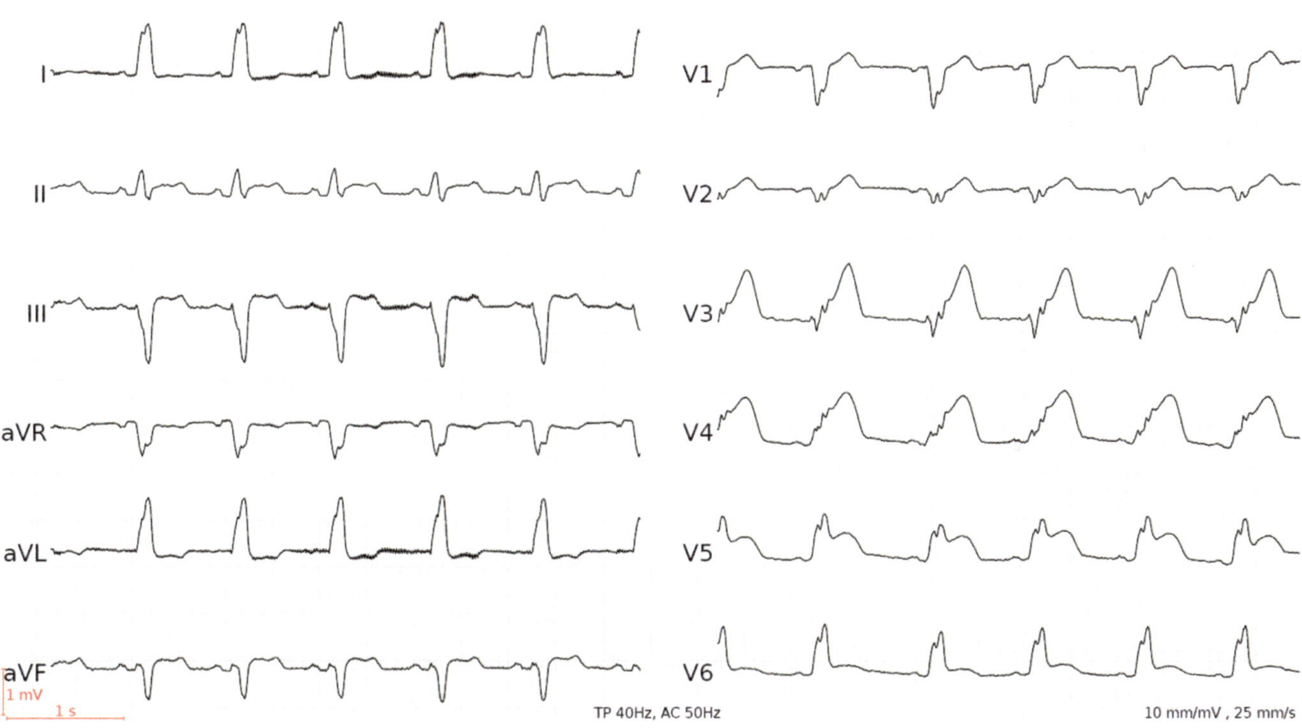

E. Ratzenböck et al., *EKG an 60 Fällen lernen und üben*, https://doi.org/10.1007/978-3-662-60615-5_43

EKG 33 **HF 69 /min**

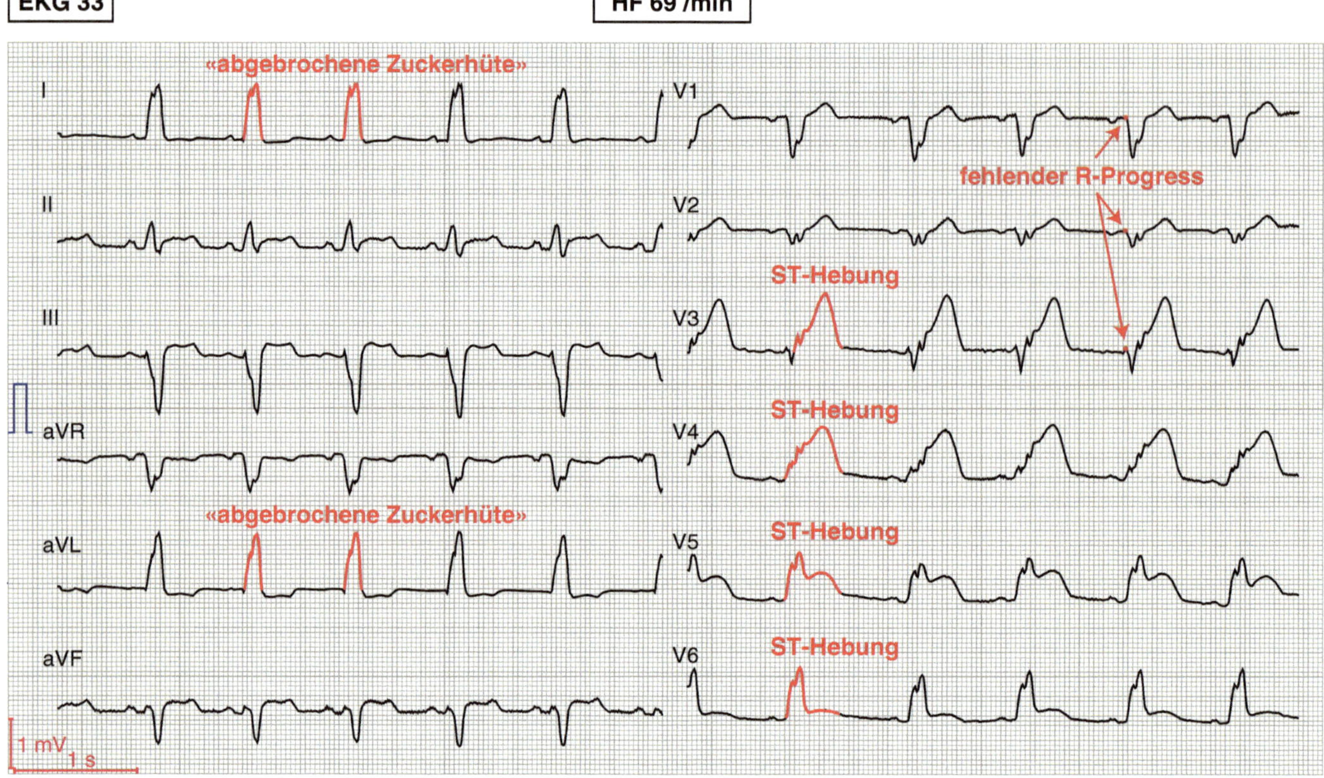

EKG

Wir haben hier die klassischen Kriterien eines kompletten Linksschenkelblockes (breite QRS-Komplexe ohne S in V6, „abgebrochener Zuckerhut" in I und aVL, fehlender R-Progress V1–V3). In V3–V6 zeigen sich jedoch ausgeprägte ST-Strecken-Hebungen, die nicht zum klassischen Bild eines Linksschenkelblocks passen (vgl. EKG 29 und EKG 30).

Diagnose

ST-Strecken-Hebungs-Infarkt (STEMI) der Vorderwand bei komplettem Linksschenkelblock

Procedere

- Frühestmögliche Koronarangiografie
- Loading nach Wunsch der örtlichen interventionellen Kardiologen, z. B. mit
  - ASS 250 mg i.v. plus
  - Heparin 5000 IE i.v. plus
  - P2Y12-Antagonist (Ticagrelor 180 mg p.o. oder Efient 60 mg p.o.) plus
  - Statin (z. B. Atorvastatin 80 mg p.o.)

▶ **Merke** ***Auch bei komplettem Linksschenkelblock ist eine Infarktdiagnose zum Teil möglich!***

EKG 34: 81-jährige Frau mit Oberbauchschmerzen seit einer Woche

Anamnese

81-jährige Frau. Oberbauchschmerzen seit einer Woche, wurde hausärztlich mit Protonenpumpenhemmer behandelt. Jetzt Schweißausbruch, Blutdruckabfall. Bekannter Diabetes mellitus Typ 2

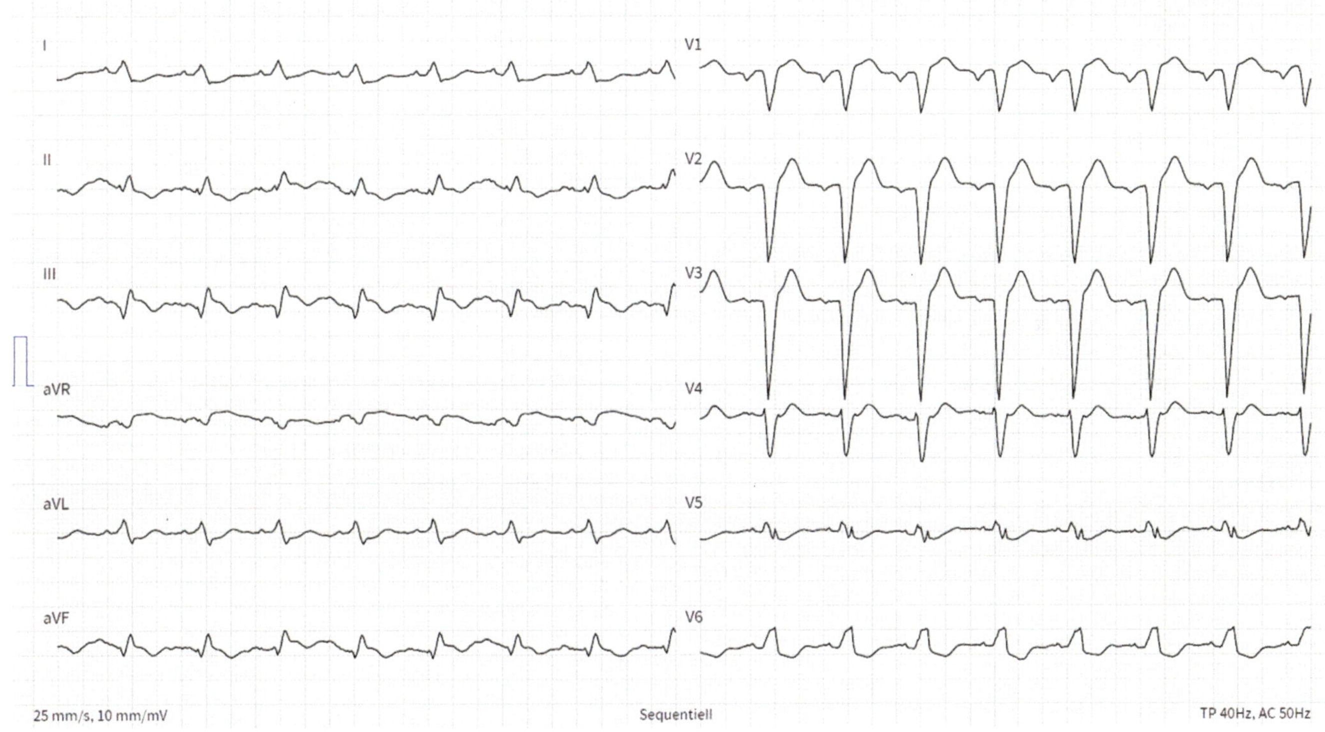

E. Ratzenböck et al., *EKG an 60 Fällen lernen und üben*, https://doi.org/10.1007/978-3-662-60615-5_44

EKG 34 HF 96 /min

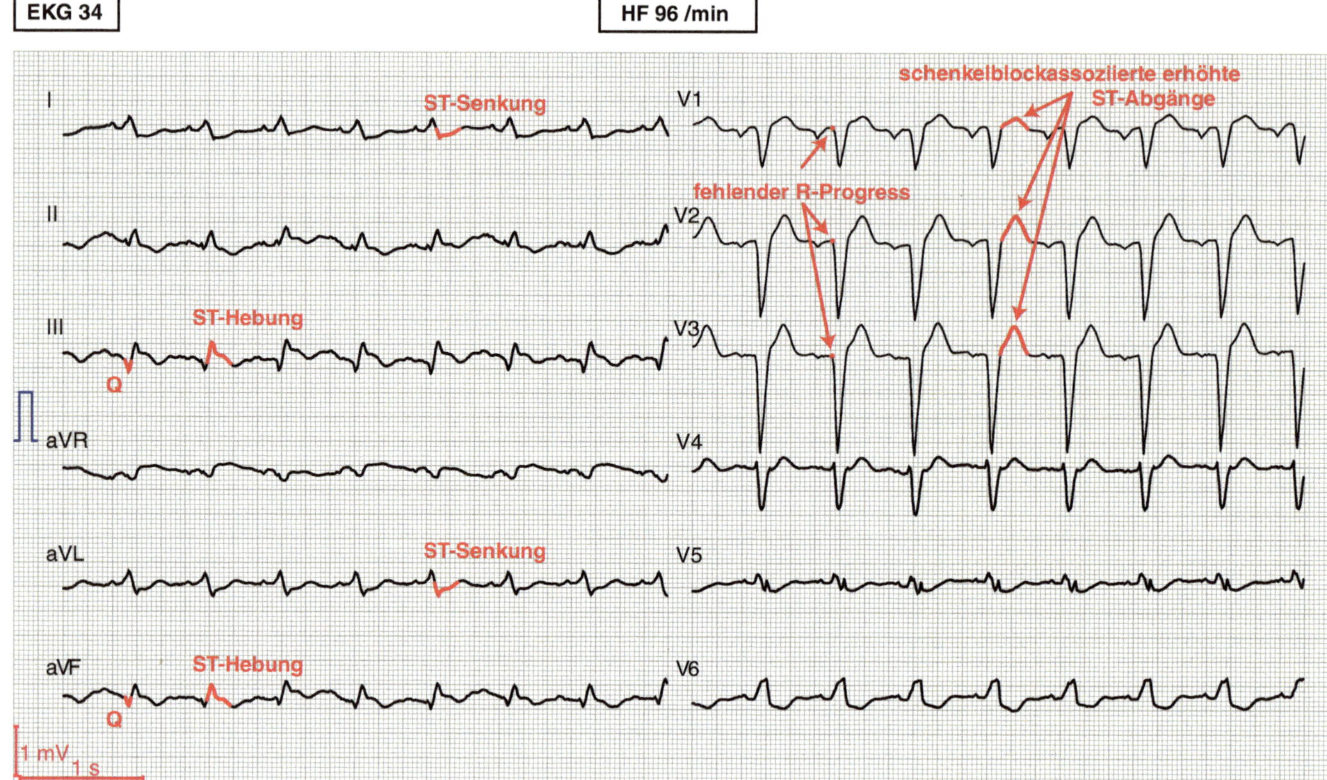

EKG

Es zeigen sich die typischen Zeichen eines kompletten Linksschenkelblocks (breite QRS-Komplexe ohne S-Zacke in V6, fehlender R-Progress V1–V3 mit schenkelblockassoziierten erhöhten ST-Strecken-Abgängen). Darüber hinaus finden sich jedoch auch ST-Strecken-Hebungen in Ableitung III und avF aus der Q-Zacke heraus mit spiegelbildlichen ST-Strecken-Senkungen in Ableitung I und aVL.

Diagnose

ST-Strecken-Hebungs-Infarkt (STEMI) der Hinterwand bei komplettem Linksschenkelblock

Procedere

- Frühestmögliche Koronarangiografie
- Loading nach Wunsch der örtlichen interventionellen Kardiologen, z. B. mit
  - ASS 250 mg i.v. plus
  - Heparin 5000 IE i.v. plus
  - P2Y12-Antagonist (Ticagrelor 180 mg p.o. oder Efient 60 mg p.o.) plus
  - Statin (z. B. Atorvastatin 80 mg p.o.)
- Ggf. Katecholamine

EKG 35: 60-jähriger Mann, Thoraxschmerzen und Herzrasen

Anamnese

60-jähriger Mann. Thoraxschmerz und Herzrasen seit einigen Stunden. Bekanntes Vorhofflimmern unter NOAK, bekannte arterielle Hypertonie

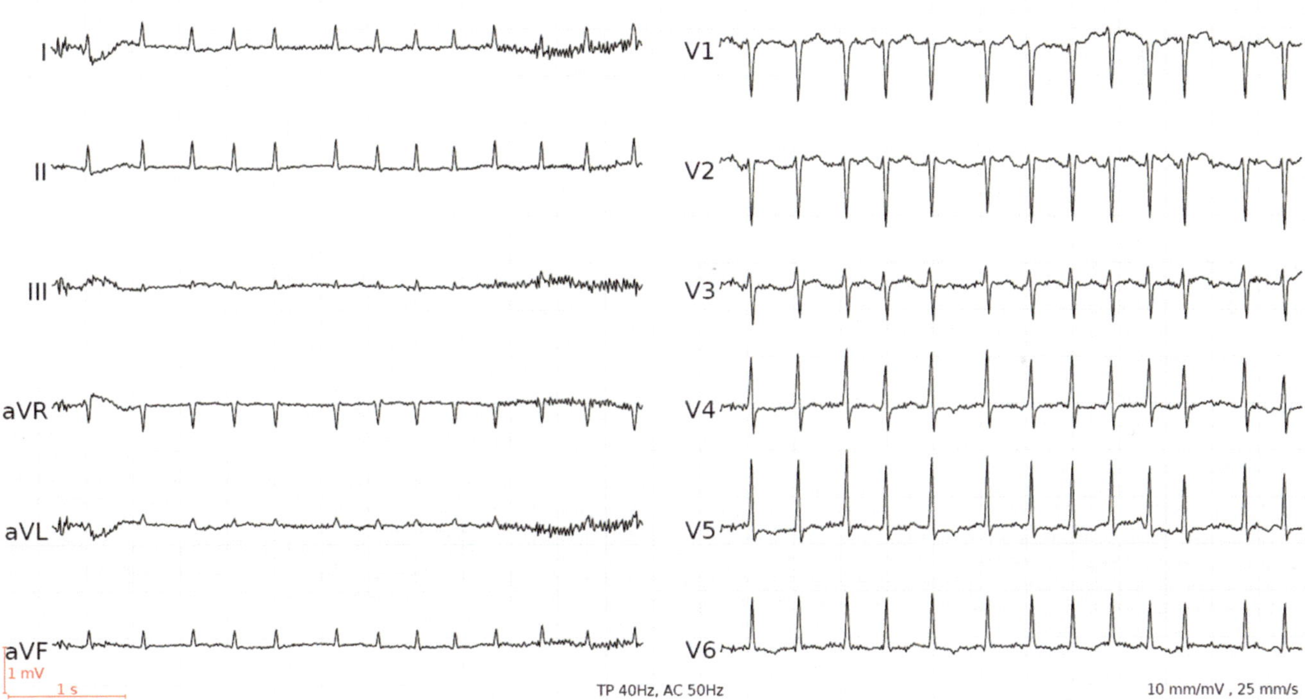

E. Ratzenböck et al., *EKG an 60 Fällen lernen und üben*, https://doi.org/10.1007/978-3-662-60615-5_45

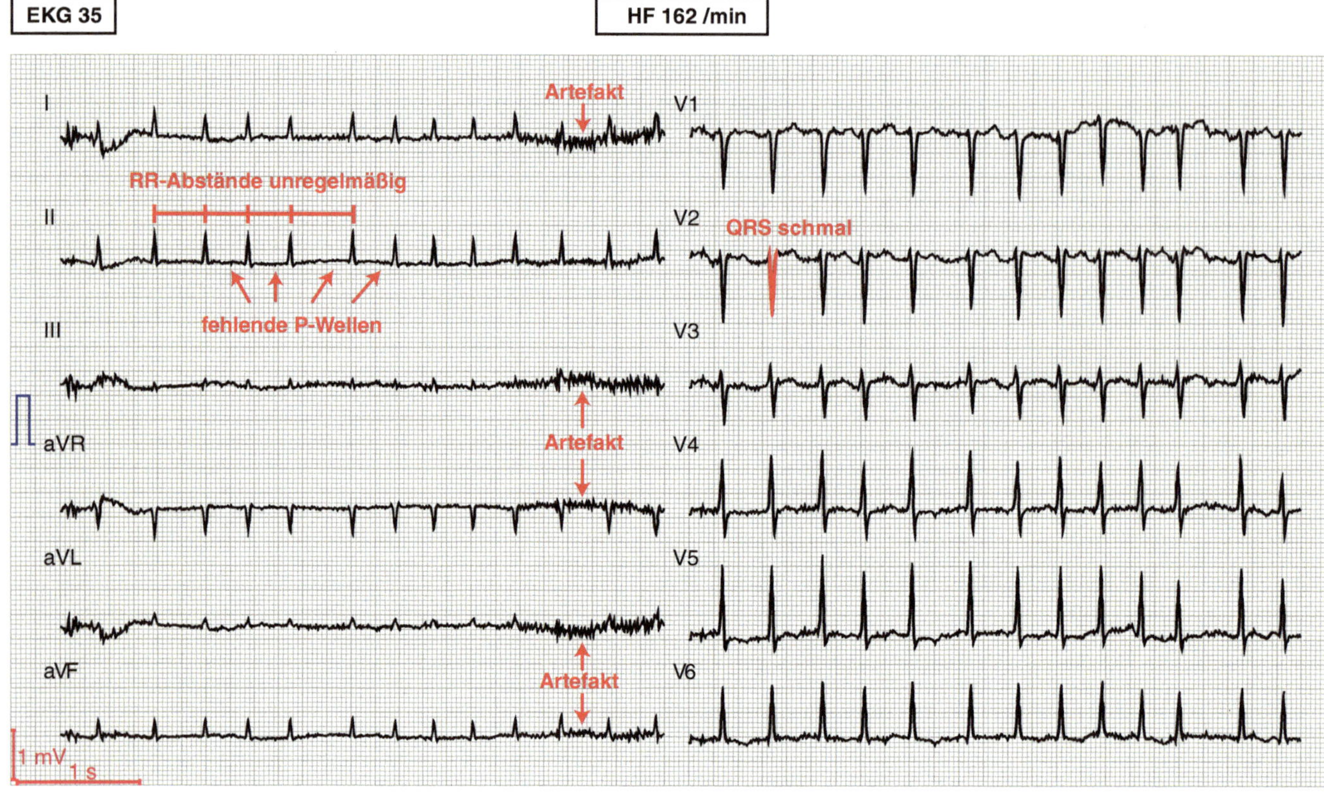

EKG

Es zeigt sich eine unregelmäßige Schmalkomplextachykardie ohne identifizierbare P-Wellen.

Diagnose

Tachykardes Vorhofflimmern

Procedere

- Bei instabilem Patienten (selten) → sofort elektrische Kardioversion (ohne TEE)
- Bei stabilem Patienten → Frequenzreduktion z. B. mit Betablocker (z. B. 5 mg Metoprolol i.v.), bei Bedarf wiederholen; bei anhaltender Tachykardie telemetrische Überwachung, ggf. im Verlauf elektrische Kardioversion (s. Kapitel Elektrische Kardioversion)
- Bei kardialer Dekompensation → Diuretikum (z. B. Furosemid 40 mg i.v.), ggf. NIV-Beatmung, Frequenzreduktion mit Digoxin 0,25 mg erwägen
- Antikoagulation (NOAK oder seltener Vitamin-K-Antagonist) je nach CHA2DS2-Vasc-Score (hier bereits bestehend)
- Im Verlauf: rhythmologisches Workup, definitive Therapie mit Ablation erwägen („Pulmonalvenenisolation")

EKG 36: 66-jähriger Mann mit Herzrasen

Anamnese

66-jähriger Mann. Herzrasen und -stolpern seit dem Vortag. War seit Jahren nicht mehr beim Arzt

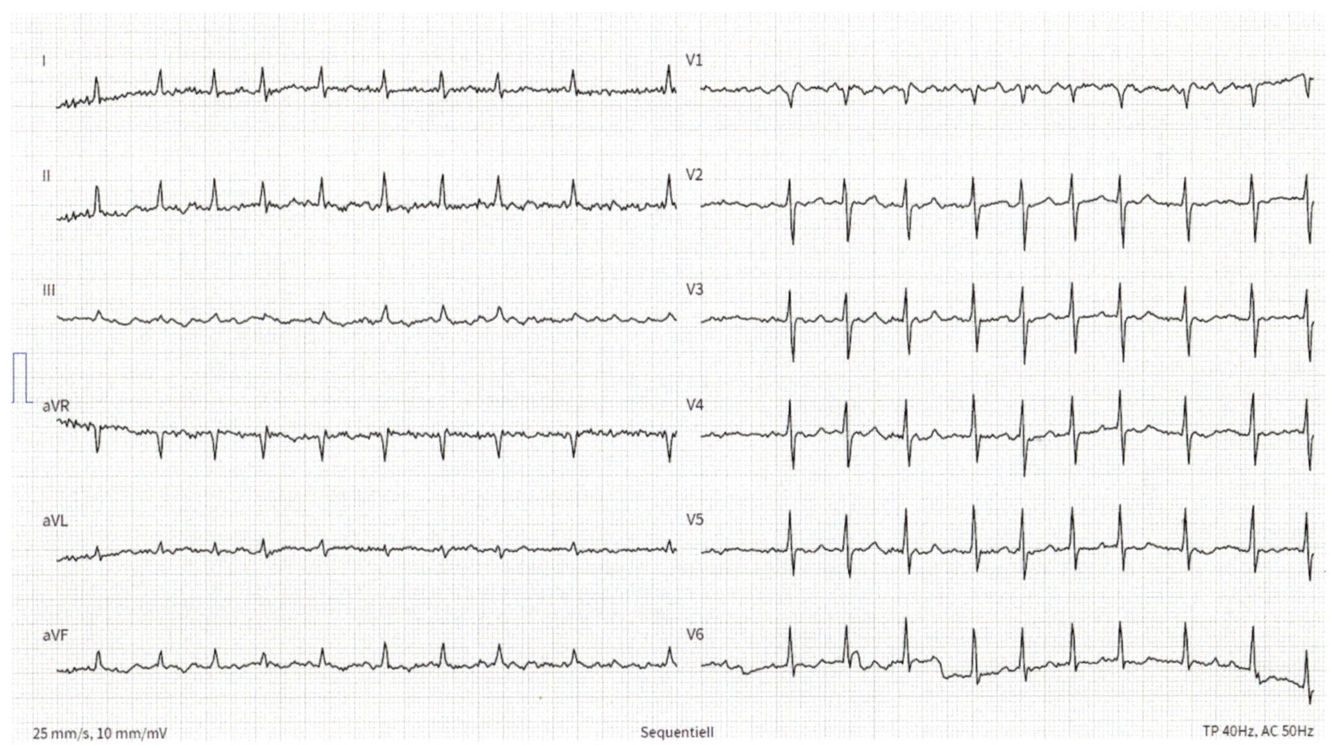

E. Ratzenböck et al., *EKG an 60 Fällen lernen und üben*, https://doi.org/10.1007/978-3-662-60615-5_46

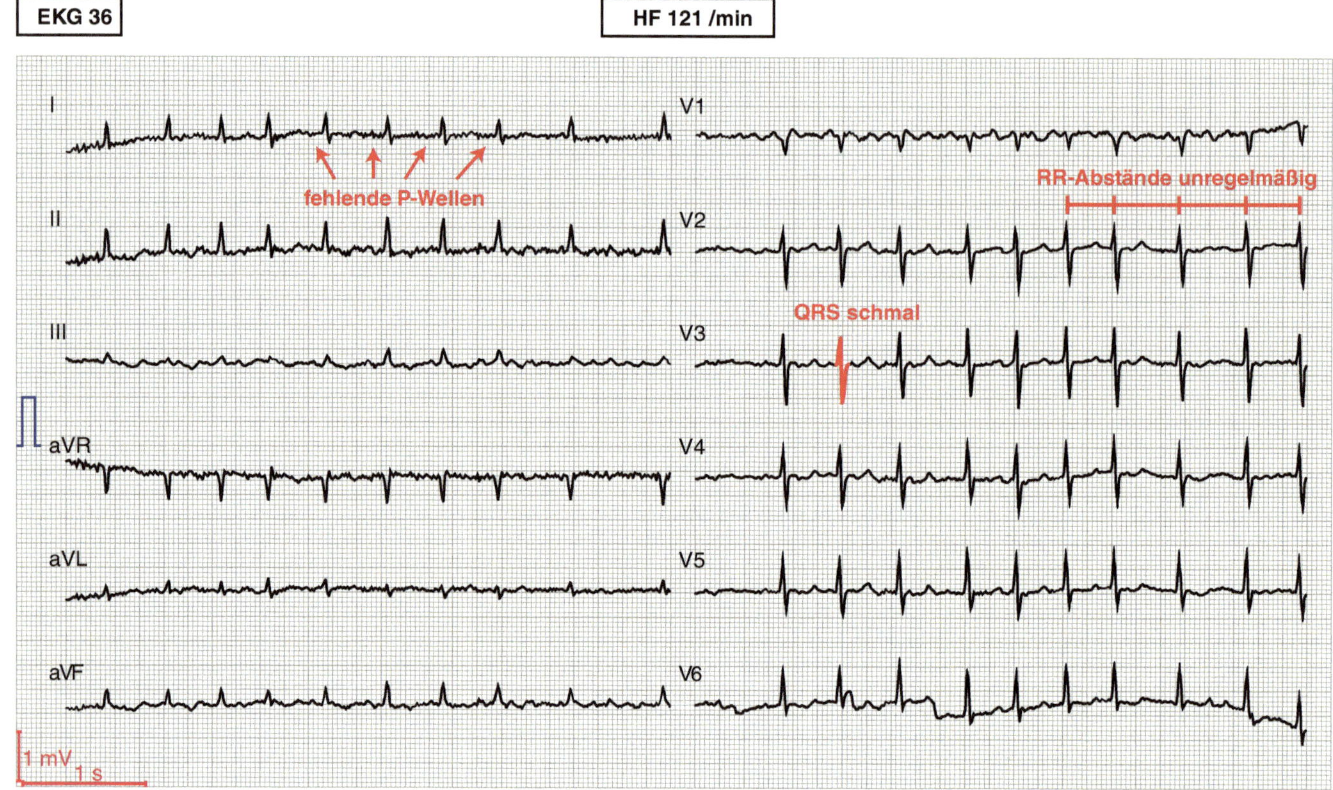

EKG

Es zeigt sich eine unregelmäßige Schmalkomplextachykardie ohne identifizierbare P-Wellen.

Diagnose

Tachykardes Vorhofflimmern

Procedere

- Bei instabilem Patienten (selten) → sofort elektrische Kardioversion (ohne TEE)
- Bei stabilem Patienten → Frequenzreduktion z. B. mit Betablocker (z. B. 5 mg Metoprolol i.v.), bei Bedarf wiederholen; bei anhaltender Tachykardie telemetrische Überwachung, ggf. im Verlauf elektrische Kardioversion (s. Kapitel Elektrische Kardioversion)
- Bei kardialer Dekompensation → Diuretikum (z. B. Furosemid 40 mg i.v.), ggf. NIV-Beatmung; Frequenzreduktion mit Digoxin 0,25 mg erwägen
- Antikoagulation (NOAK oder seltener Vitamin-K-Antagonist) je nach CHA2DS2-Vasc-Score
- Im Verlauf: rhythmologisches Workup, definitive Therapie mit Ablation erwägen („Pulmonalvenenisolation“)

EKG 37: 80-jährige Frau mit Palpitationen

Anamnese

80-jährige Frau. Herzrasen seit einigen Stunden. Vorbefundlich bekannte hypertensive Kardiopathie und mittelschwere Mitralklappeninsuffizienz

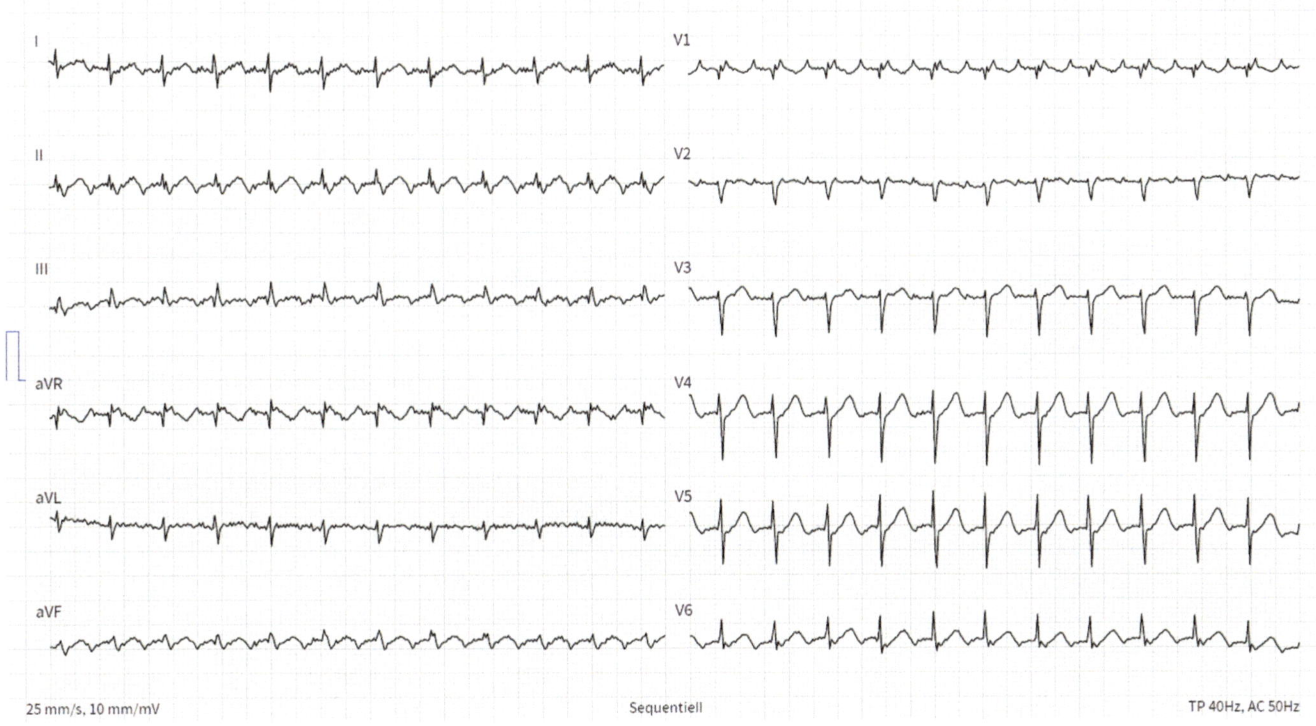

E. Ratzenböck et al., *EKG an 60 Fällen lernen und üben*, https://doi.org/10.1007/978-3-662-60615-5_47

EKG 37 HF 139 /min

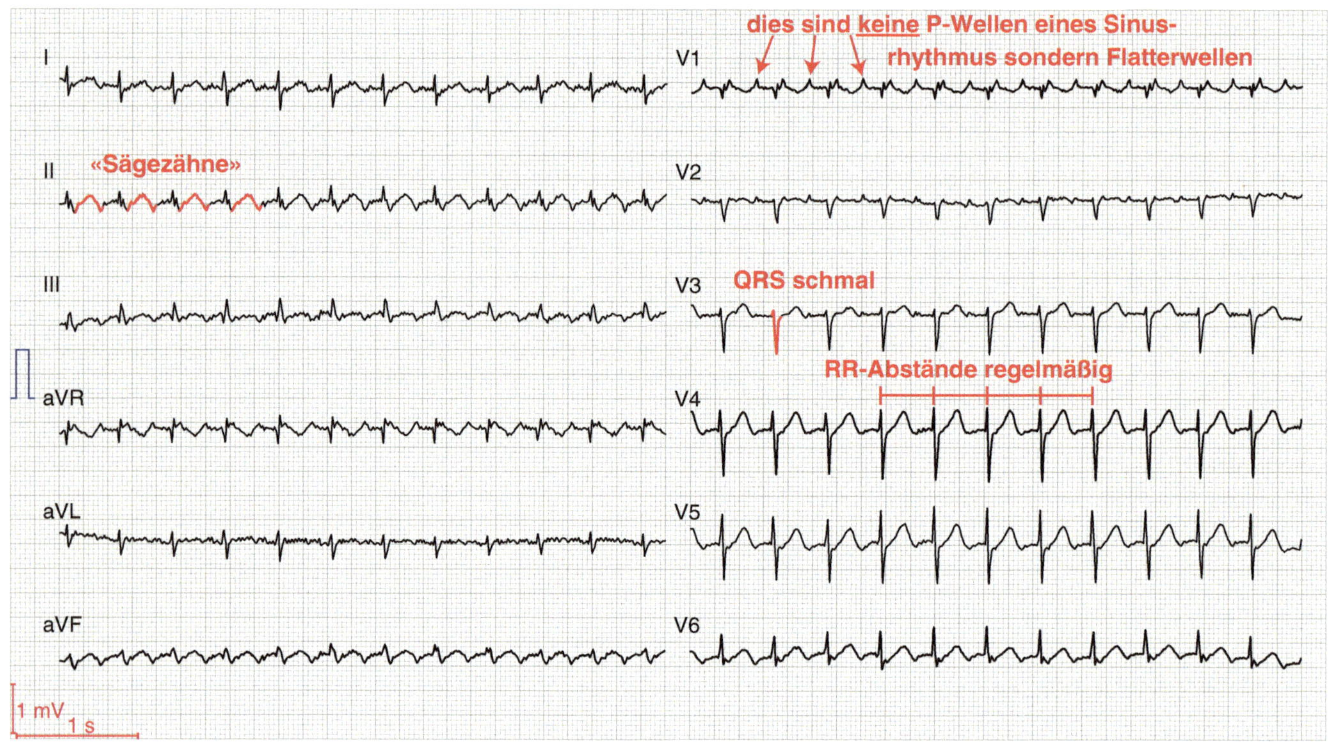

EKG

Es zeigt sich eine regelmäßige Schmalkomplextachykardie. Insbesondere in Ableitung II und aVF sehen die Vorhofaktionen aus wie „Sägezähne", jede Vorhofaktion sieht gleich aus (anders als bei Vorhofflimmern!).

Diagnose

Tachykardes Vorhofflattern

Procedere

- Bei instabilem Patienten (selten) → sofort elektrische Kardioversion (ohne TEE)
- Bei stabilem Patienten → Frequenzreduktion z. B. mit Betablocker (z. B. 5 mg Metoprolol i.v.), bei Bedarf wiederholen; bei anhaltender Tachykardie telemetrische Überwachung, ggf. im Verlauf elektrische Kardioversion (siehe Kapitel Elektrische Kardioversion)
- Bei kardialer Dekompensation → Diuretikum (z. B. Furosemid 40 mg i.v.), ggf. NIV-Beatmung; Frequenzreduktion mit Digoxin 0,25 mg erwägen
- Antikoagulation (NOAK oder seltener Vitamin-K-Antagonist) je nach CHA2DS2-Vasc-Score
- Im Verlauf: rhythmologisches Workup, definitive Therapie mit Ablation möglich („Isthmusablation")

▶ **Merke** ***Flatterwellen dürfen nicht mit den P-Wellen eines Sinusrhythmus verwechselt werden. Falls Diagnose unsicher ist: unter Monitorüberwachung/laufender EKG-Aufzeichnung 6 mg Adenosin als Bolus sehr rasch i.v. verabreichen (falls kein Effekt 12 mg, falls anhaltend kein Effekt 18 mg) -> bei Vorhofflattern werden die Flatterwellen demaskiert.***

EKG 38: 66-jähriger Mann mit Palpitationen

Anamnese

66-jähriger Mann. Palpitationen und Thoraxschmerzen seit einigen Stunden

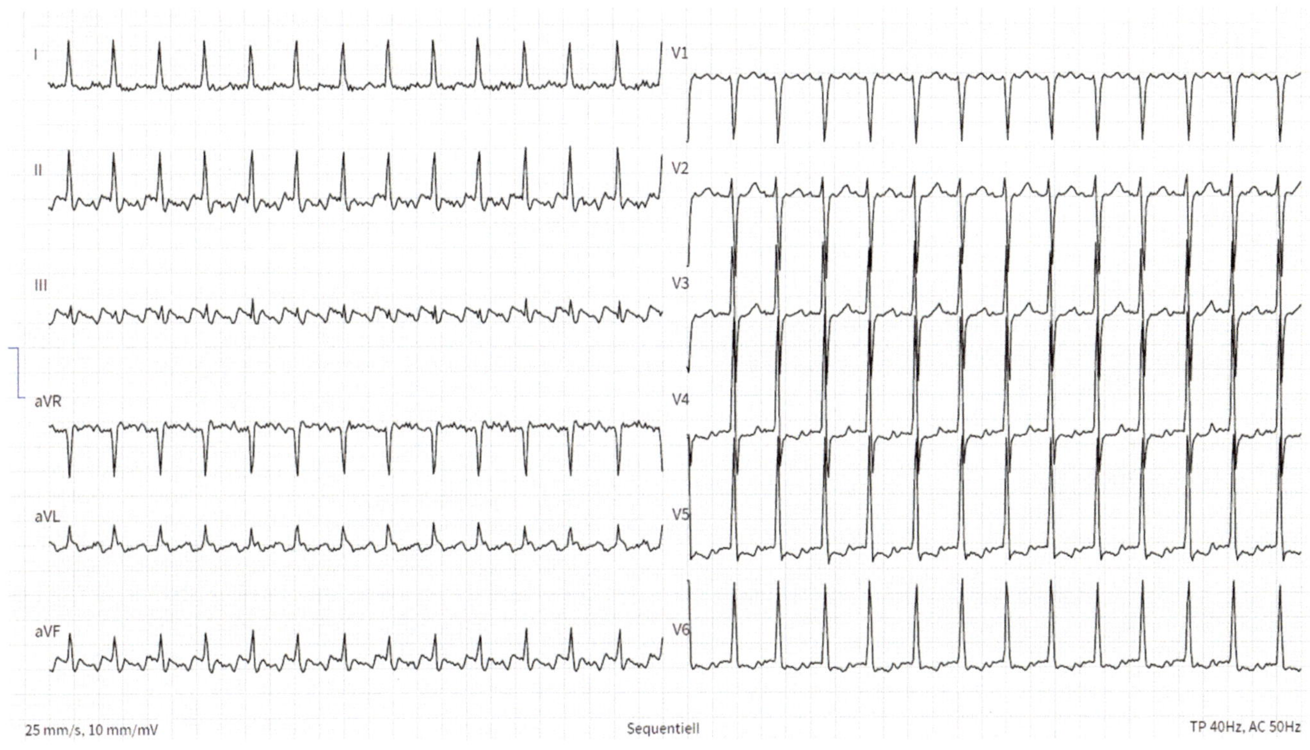

E. Ratzenböck et al., *EKG an 60 Fällen lernen und üben*, https://doi.org/10.1007/978-3-662-60615-5_48

EKG 38 **HF 162 /min**

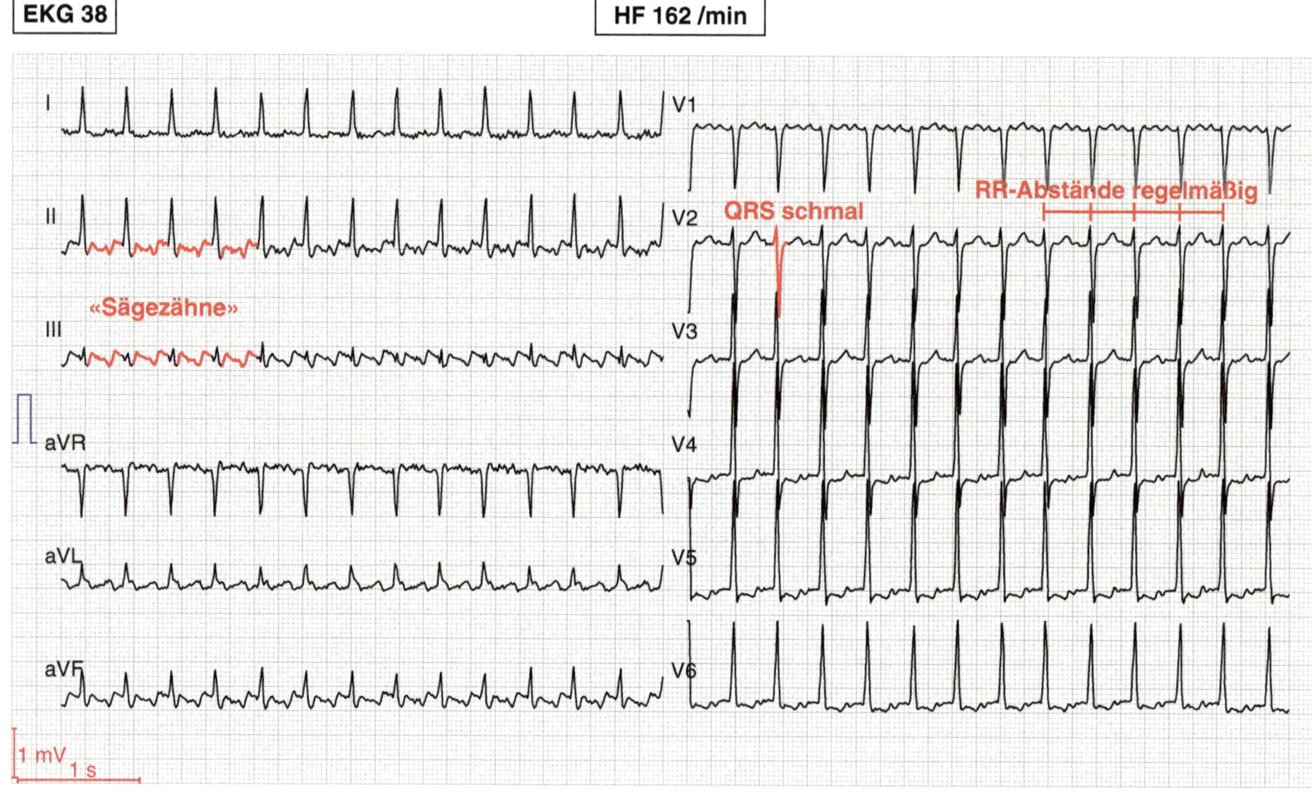

EKG

Es zeigt sich eine regelmäßige Schmalkomplextachykardie. In Ableitung II, III und aVF sehen die Vorhofaktionen aus wie „Sägezähne", jede Vorhofaktion sieht gleich aus.

Diagnose

Tachykardes Vorhofflattern

Procedere

- Bei instabilem Patienten (selten) → sofort elektrische Kardioversion (ohne TEE)
- Bei stabilem Patienten → Frequenzreduktion z. B. mit Betablocker (z. B. 5 mg Metoprolol i.v.), bei Bedarf wiederholen; bei anhaltender Tachykardie telemetrische Überwachung, ggf. im Verlauf elektrische Kardioversion (s. Kapitel Elektrische Kardioversion)
- Bei kardialer Dekompensation → Diuretikum (z. B. Furosemid 40 mg i.v.), ggf. NIV-Beatmung; Frequenzreduktion mit Digoxin 0,25 mg erwägen
- Antikoagulation (NOAK oder seltener Vitamin-K-Antagonist) je nach CHA2DS2-Vasc-Score
- Im Verlauf: rhythmologisches Workup, definitive Therapie mit Ablation möglich („Isthmusablation")

EKG 39: 67-jähriger Mann mit zunehmender Dyspnoe und Beinödemen

Anamnese

67-jähriger Mann. Seit Tagen zunehmende Dyspnoe und Beinödeme. Bekannte KHK, aktuell keine Angina pectoris. Vom Rettungsdienst gemessene Tachykardie, die der Patient selbst nicht bemerkt.

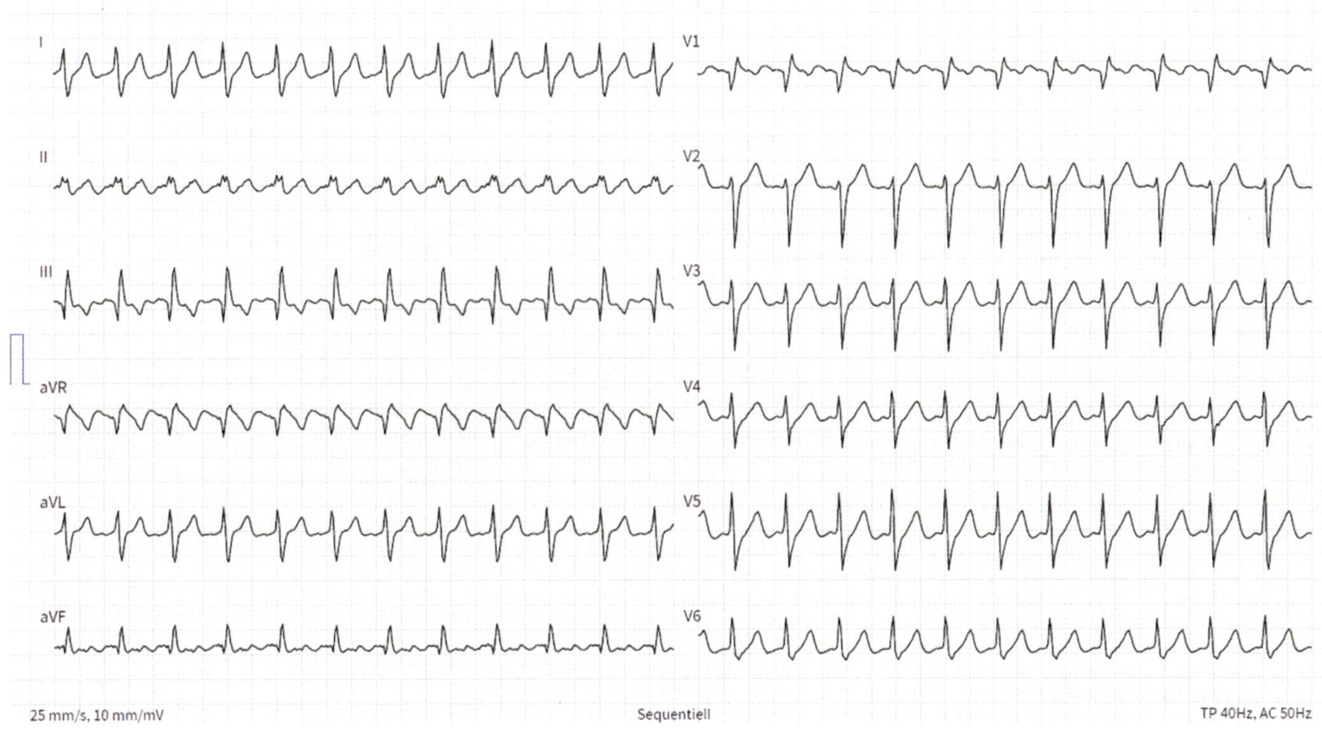

E. Ratzenböck et al., *EKG an 60 Fällen lernen und üben*, https://doi.org/10.1007/978-3-662-60615-5_49

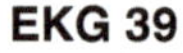

HF 138 /min

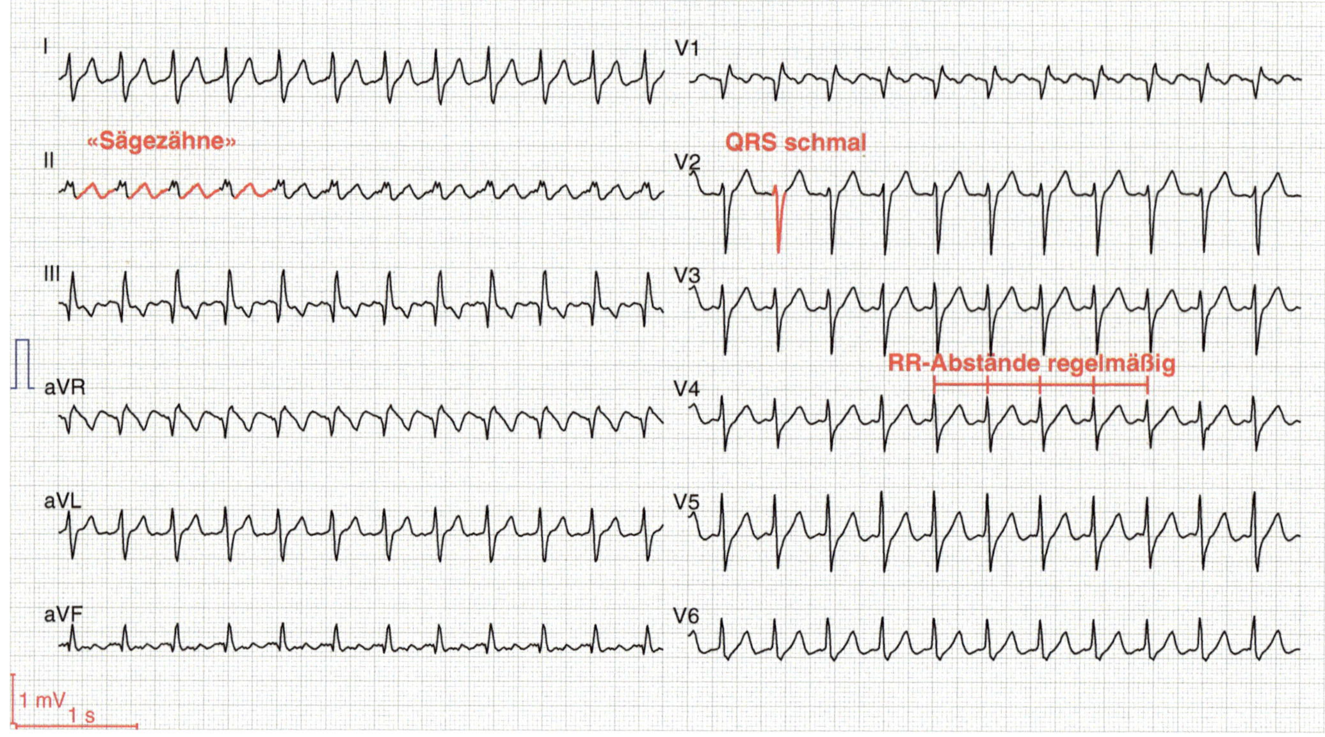

EKG

Es zeigt sich eine regelmäßige Schmalkomplextachykardie. Insbesondere in Ableitung II sehen die Vorhofaktionen aus wie „Sägezähne“, jede Vorhofaktion sieht gleich aus.

Diagnose

Tachykardes Vorhofflattern

Procedere

- Bei instabilem Patienten (selten) → sofort elektrische Kardioversion (ohne TEE)
- Bei kardialer Dekompensation (hier vorliegend) → Diuretikum (z. B. Furosemid 40 mg i.v.), Frequenzreduktion mit Metoprolol 5-10 mg i.v./ Digoxin 0,25 mg i.v., ggf. NIV-Beatmung
- Bei anhaltender Tachykardie telemetrische Überwachung, ggf. im Verlauf elektrische Kardioversion (s. Kapitel Elektrische Kardioversion)
- Antikoagulation (NOAK oder seltener Vitamin-K-Antagonist) je nach CHA2DS2-Vasc-Score
- Im Verlauf definitive Therapie mit Ablation möglich („Isthmusablation“)

EKG 40: 36-jährige Frau mit Herzrasen

Anamnese

36-jährige Frau. Herzrasen seit 2 Stunden. Dies habe sie schon öfters gehabt, es habe jedoch bisher jeweils rasch von selbst aufgehört.

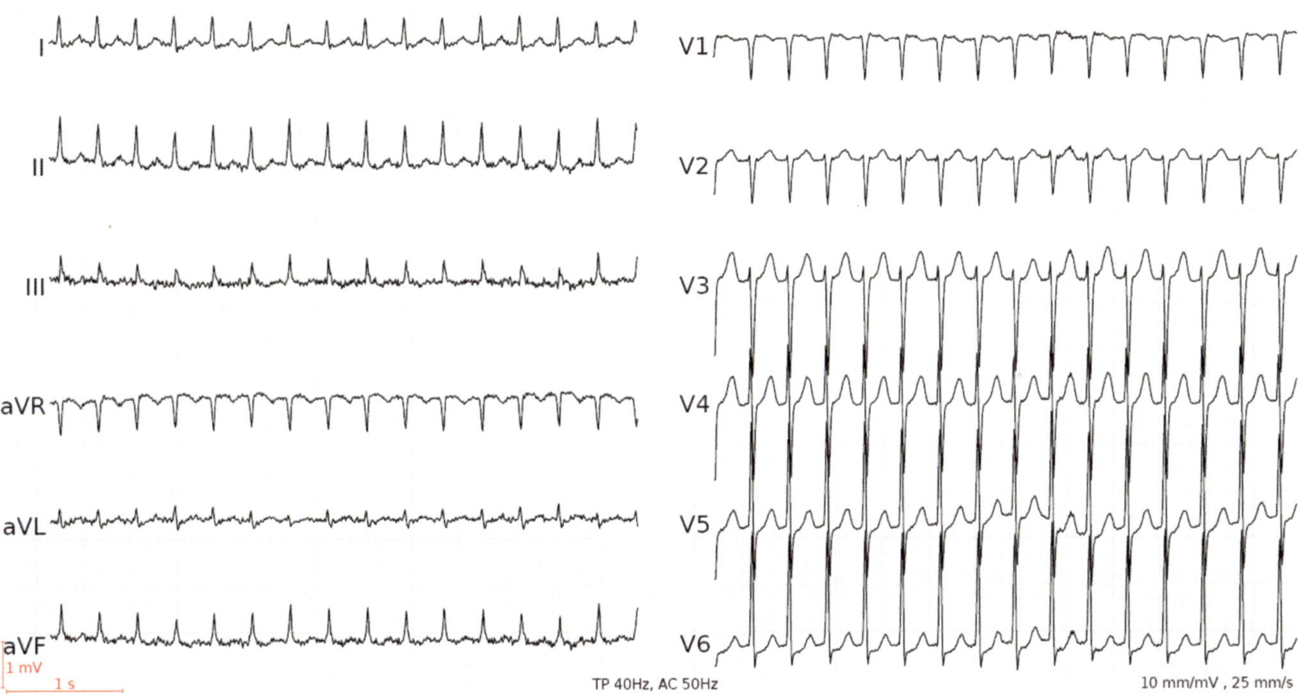

E. Ratzenböck et al., *EKG an 60 Fällen lernen und üben*, https://doi.org/10.1007/978-3-662-60615-5_50

EKG 40 HF 185 /min

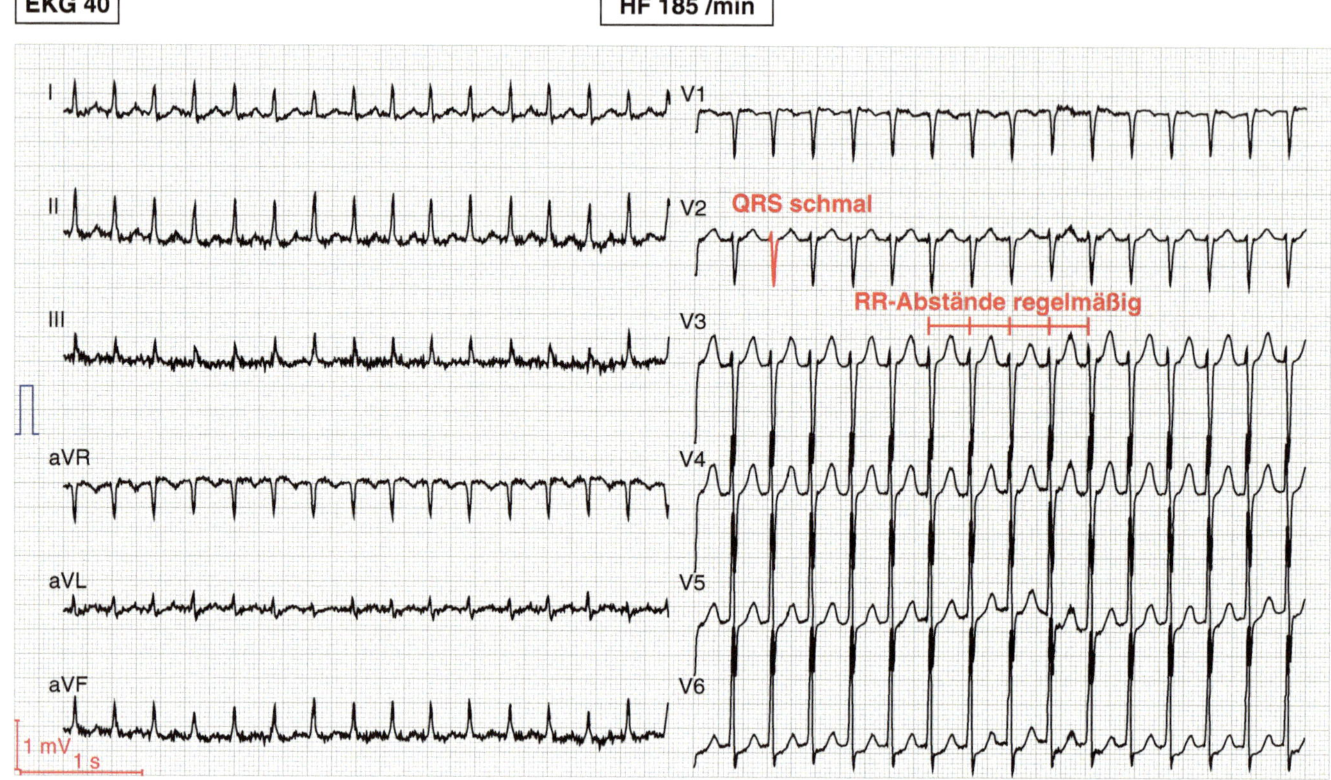

EKG

Es zeigt sich eine regelmäßige Schmalkomplextachykardie ohne identifizierbare P-Wellen. Es finden sich keine „Sägezähne“.

Diagnose

V. a. AVNRT (AV-Knoten-Reentry-Tachykardie)

Procedere

- Bei instabilem Patienten (sehr selten) → sofort elektrische Kardioversion (ohne vorhergehende TEE)
- Bei stabilem Patienten:
  - Vagale Manöver, wie Karotismassage 5 s (nie auf beiden Seiten gleichzeitig), den Patienten rasch ein großes Glas kaltes Wasser trinken lassen oder den Patienten versuchen lassen, durch kräftiges Pusten in die Spitze einer 20-ml-Spritze den Kolben zu bewegen.
  - Falls erfolglos: 6 mg Adenosin (falls kein Effekt 12 mg, falls anhaltend kein Effekt 18 mg) als Bolus sehr rasch i.v., mit Infusion nachspülen; dies führt üblicherweise zur Beendigung der Tachykardie und Konversion in einen Sinusrhythmus.
- Ggf. im Verlauf kurative Therapie mit Ablation

▶ **Merke** ***Adenosin führt bei AVNRT zur akuten „Heilung“, bei Vorhofflattern zur Demaskierung der Flatterwellen und bei Vorhofflimmern zur Demaskierung des unregelmäßigen Rhythmus. Daher bei unklarer regelmäßiger Schmalkomplextachykardie zur Diagnosesicherung Adenosingabe anstreben.***

EKG 41: 66-jähriger Mann mit Herzrasen

Anamnese

66-jähriger Mann. Erstmaliges Herzrasen. Bisher gesund bis auf arterielle Hypertonie

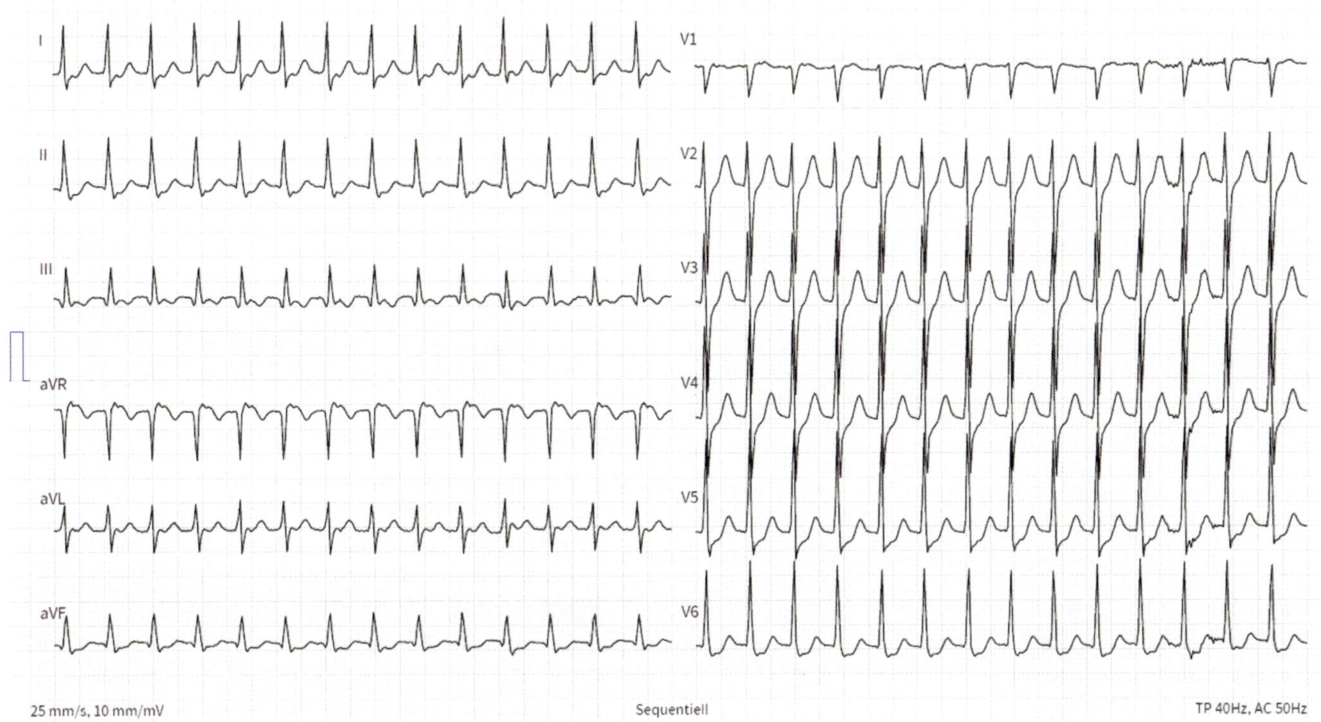

E. Ratzenböck et al., *EKG an 60 Fällen lernen und üben*, https://doi.org/10.1007/978-3-662-60615-5_51

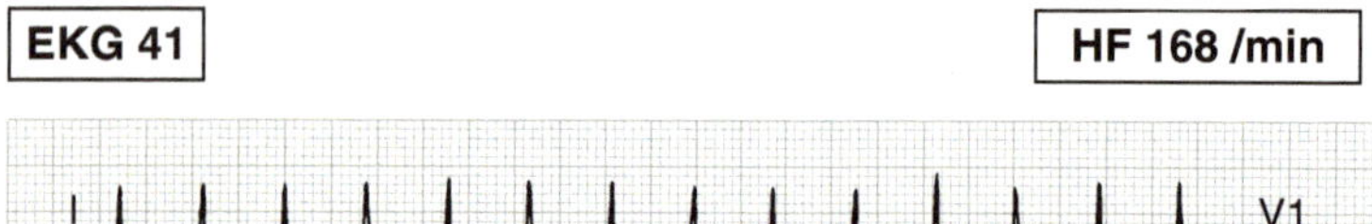

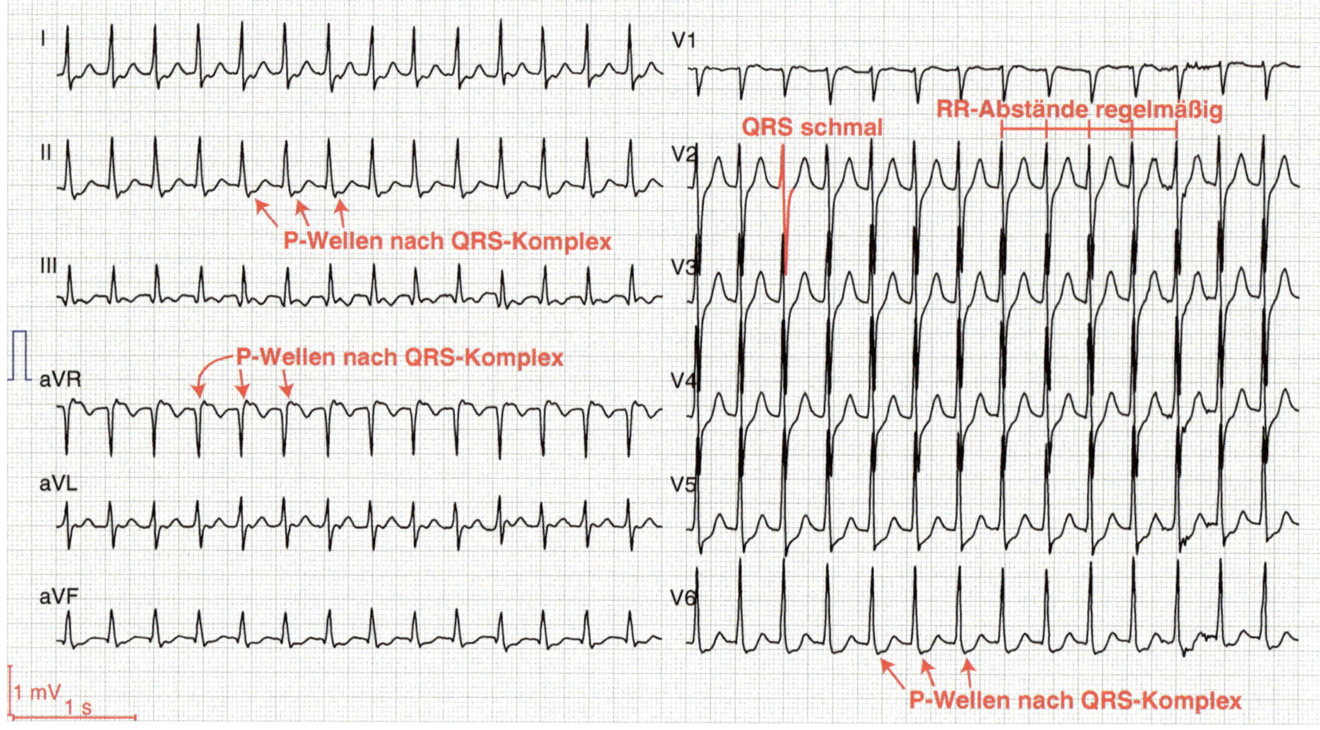

EKG

Es findet sich eine regelmäßige Schmalkomplextachykardie mit P-Wellen nach dem QRS-Komplex. Zudem entsteht der falsche (!) Eindruck eines Hauptstamm-EKG (ST-Hebung in aVR, ST-Senkungen in I, II, aVF, V2–V6).

Diagnose

AVNRT (AV-Knoten-Reentry-Tachykardie)

Procedere

- Bei instabilem Patienten (sehr selten) → sofort elektrische Kardioversion (ohne vorhergehende TEE)
- Bei stabilem Patienten:
  - Vagale Manöver, wie Karotismassage 5 s (nie auf beiden Seiten gleichzeitig), den Patienten rasch ein großes Glas kaltes Wasser trinken lassen oder ihn versuchen lassen, durch kräftiges Pusten in die Spitze einer 20-ml-Spritze den Kolben zu lösen.
  - Falls erfolglos: 6 mg Adenosin (falls kein Effekt 12 mg, falls anhaltend kein Effekt 18 mg) als Bolus sehr rasch i.v., mit Infusion nachspülen; dies führt üblicherweise zur Beendigung der Tachykardie und Konversion in einen Sinusrhythmus.
- Ggf. im Verlauf kurative Therapie mit Ablation

▶ **Merke** ***Bei AVNRT kann die P-Welle sowohl fehlen als auch unmittelbar nach dem QRS-Komplex auftreten.***

EKG 42: Selber Patient wie in EKG 41 (66-jähriger Mann mit Herzrasen) nach Therapie

Anamnese

Selber Patient wie in EKG 41 nach Verabreichung von 6 mg Adenosin i.v.

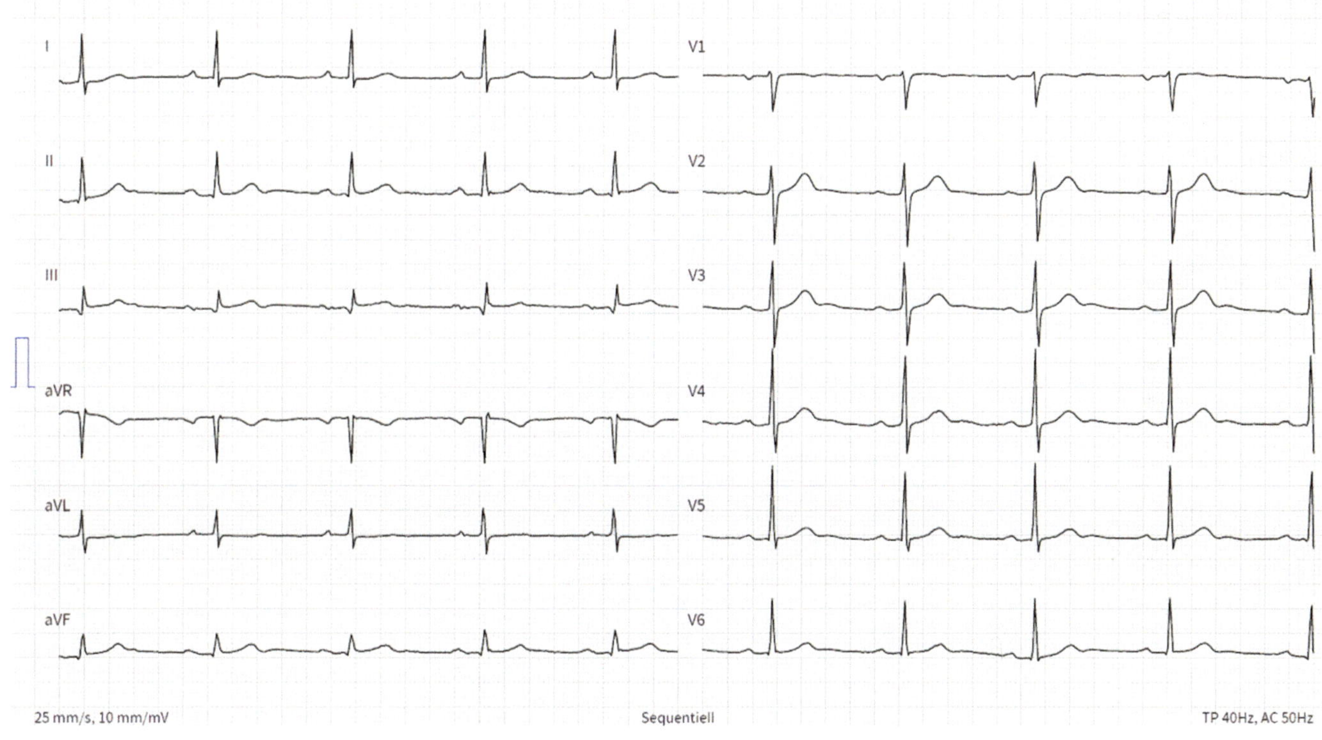

E. Ratzenböck et al., *EKG an 60 Fällen lernen und üben*, https://doi.org/10.1007/978-3-662-60615-5_52

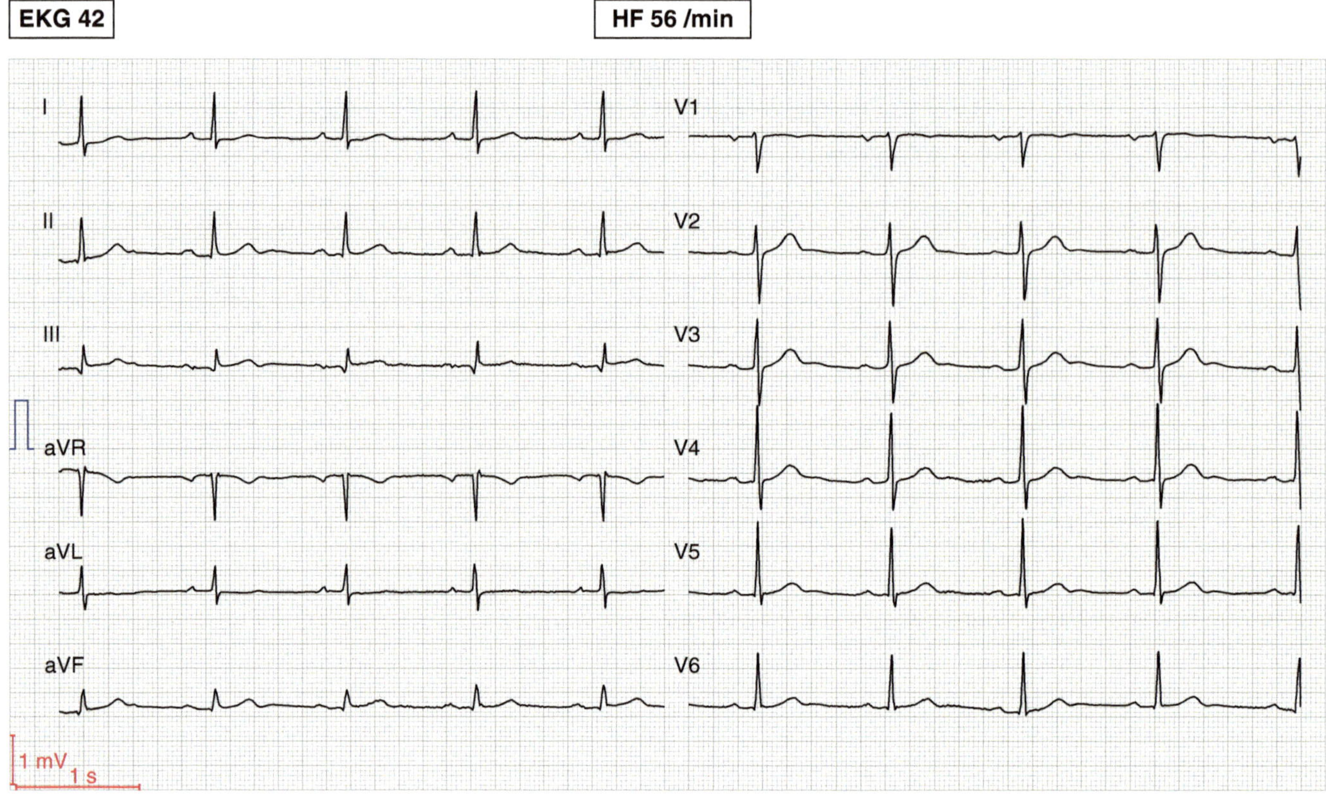

EKG

Normalbefund, die AVNRT ist in einen Sinusrhythmus konvertiert. Die vermeintliche Hauptstammkonfiguration ist verschwunden und war somit tachykardiebedingt.

EKG 43: 24-jährige Frau mit Dyspnoe

Anamnese

24-jährige Frau. Selbstvorstellung aufgrund akuter Dyspnoe. Anamnestisch bestehen eine „Gerinnungsstörung" (unklar welche) und Einnahme eines oralen Kontrazeptivums.

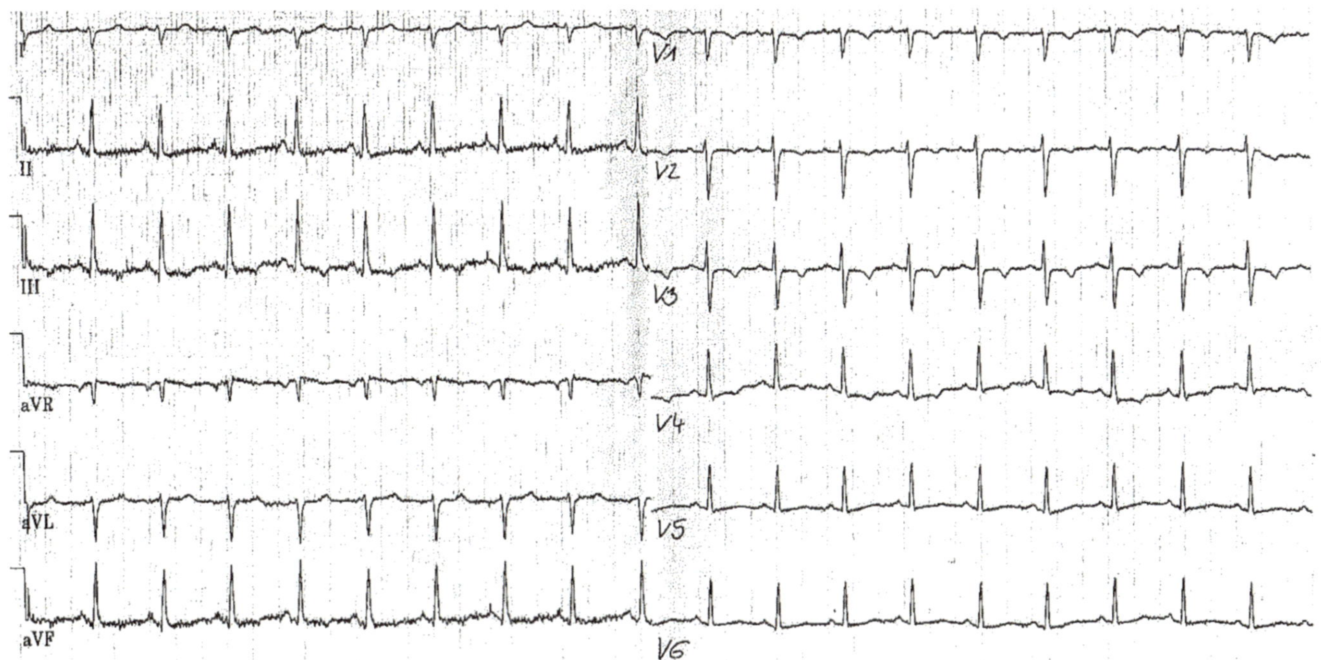

E. Ratzenböck et al., *EKG an 60 Fällen lernen und üben*, https://doi.org/10.1007/978-3-662-60615-5_53

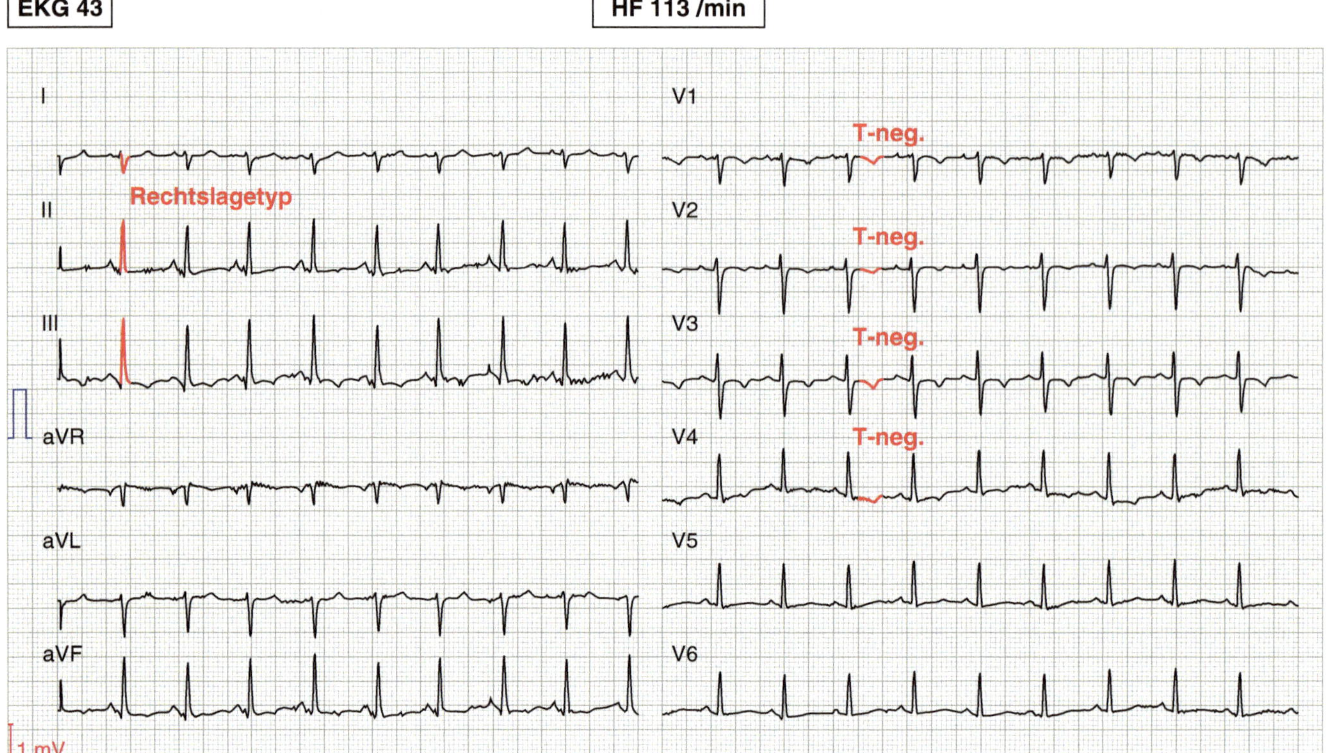

EKG

Es finden sich eine Sinustachykardie, ein Rechtslagetyp sowie gleichschenkelig negative T-Wellen über V1–V4. Dieses EKG ist, insbesondere in Zusammenschau mit der Anamnese, als hochverdächtig für eine Lungenembolie zu werten.

Diagnose

V. a. Lungenembolie

Procedere

- CT des Thorax oder Szintigrafie, bei jungen Patienten aus Strahlenschutzgründen ggf. Versuch der sonografischen Sicherung einer Beinvenenthrombose, da die Konsequenz „Antikoagulation" gleich bleibt
- Echokardiografie, Troponin, ProBNP als Prognoseparameter
- Bei Kreislaufinstabilität → Lysetherapie

EKG 44: 79-jähriger Mann mit schnellem Puls

Anamnese

79-jähriger Mann. Selbstalarmierung des Rettungsdienstes, nachdem sein Heimtrainer vor Beginn des Trainings einen Puls von 180/min angezeigt hat. Der Patient ist beschwerdefrei. Bekannte arterielle Hypertonie, sonst bisher herzgesund

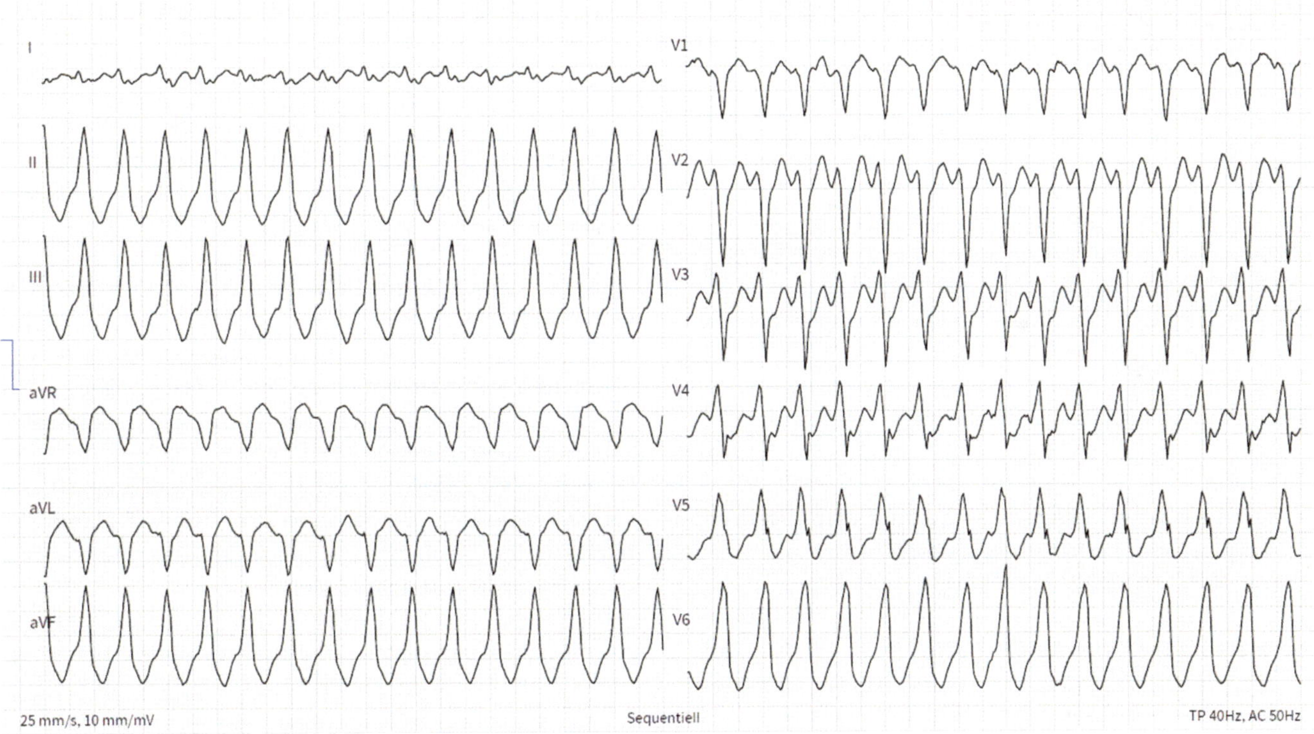

E. Ratzenböck et al., *EKG an 60 Fällen lernen und üben*, https://doi.org/10.1007/978-3-662-60615-5_54

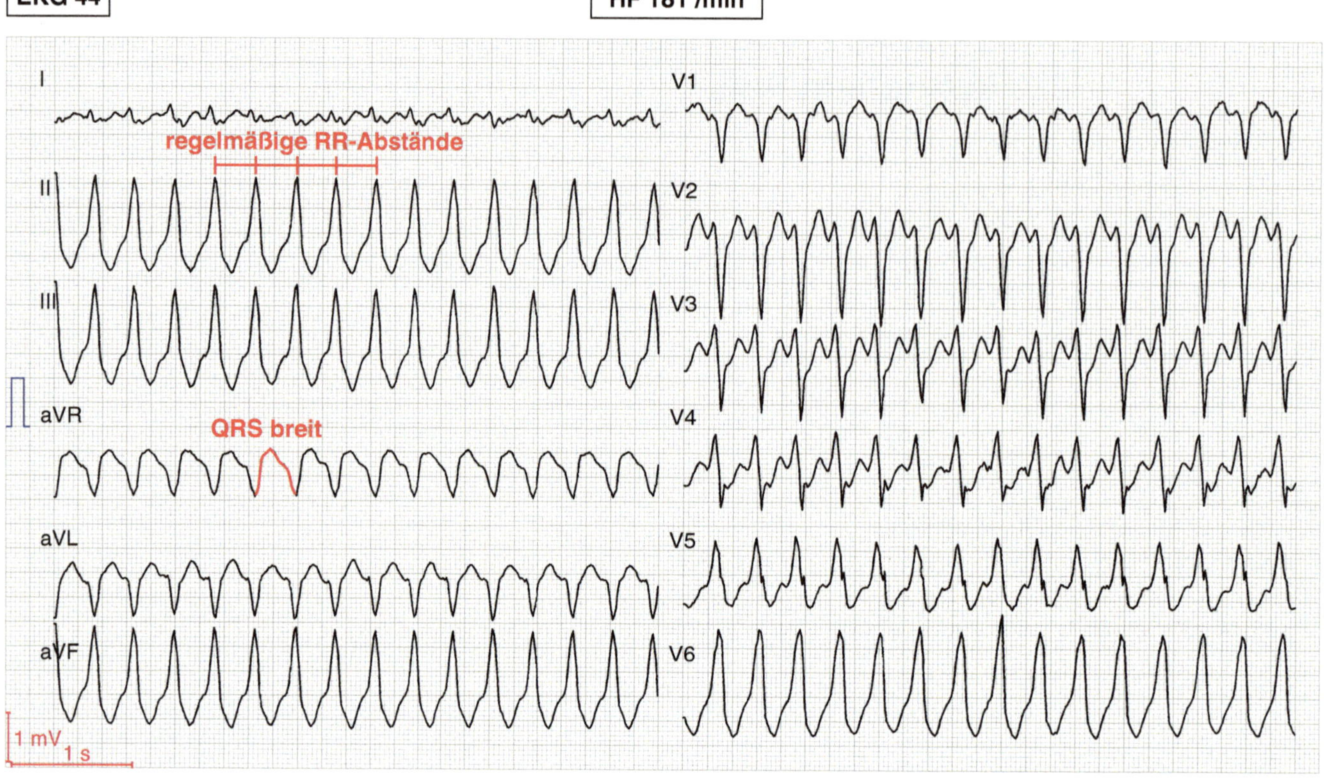

EKG

Es zeigt sich eine regelmäßige Breitkomplextachykardie; hierbei kann es sich entweder um eine ventrikuläre Tachykardie (VT; gefährlich) oder um eine supraventrikuläre Tachykardie (SVT) mit Schenkelblock (üblicherweise ungefährlich) handeln.

Diagnose

Breitkomplextachykardie (regelmäßig)

Procedere

- Bei instabilem Patienten → sofort elektrische Kardioversion (ohne vorhergehende TEE)
- Bei stabilem Patienten → 300 mg Amiodaron i.v.

▶ **Merke** ***Eine Breitkomplextachykardie ist bis zum Beweis des Gegenteils ein Notfall; im Zweifel immer von einer ventrikulären Tachykardie ausgehen und daher keine Betablocker, Digitalis oder Kalziumantagonisten verabreichen, sondern Amiodaron bzw. bei instabilem Patienten elektrische Kardioversion!***

▶ **Merke** ***Bei bestehender KHK ist die Wahrscheinlichkeit für eine VT (anstatt SVT) > 90 %; „je KHK, desto VT"!***

Anmerkung: Unserer Erfahrung nach wird insbesondere präklinisch oft viel Zeit vergeudet, um herauszufinden, ob es sich bei einer Breitkomplextachykardie um eine SVT oder VT handelt, oft unterbleibt dann eine zeitnahe adäquate Therapie vollständig. Wir gehen daher hier bewusst nicht auf die Unterscheidungskriterien VT/SVT ein, sondern empfehlen für den Nichtkardiologen bei jeglicher Breitkomplextachykardie streng das o. g. Procedere „treat the worse case". Für Interessierte verweisen wir auf das Kapitel „Differentialdiagnose Breitkomplextachykardie".

Im vorliegenden Fall handelt es sich um eine spezielle Form einer Kammertachykardie, die auch bei gesundem Herzen auftreten kann: eine idiopathische Kammertachykardie mit Ursprung aus dem rechtsventrikulären Ausflusstrakt (RVOT).

EKG 45: 89-jähriger Mann mit Harnwegsinfektion

Anamnese

89-jähriger Mann. Fieberhafter Harnwegsinfekt; nimmt regelmäßig einen Betablocker aufgrund Bluthochdrucks.

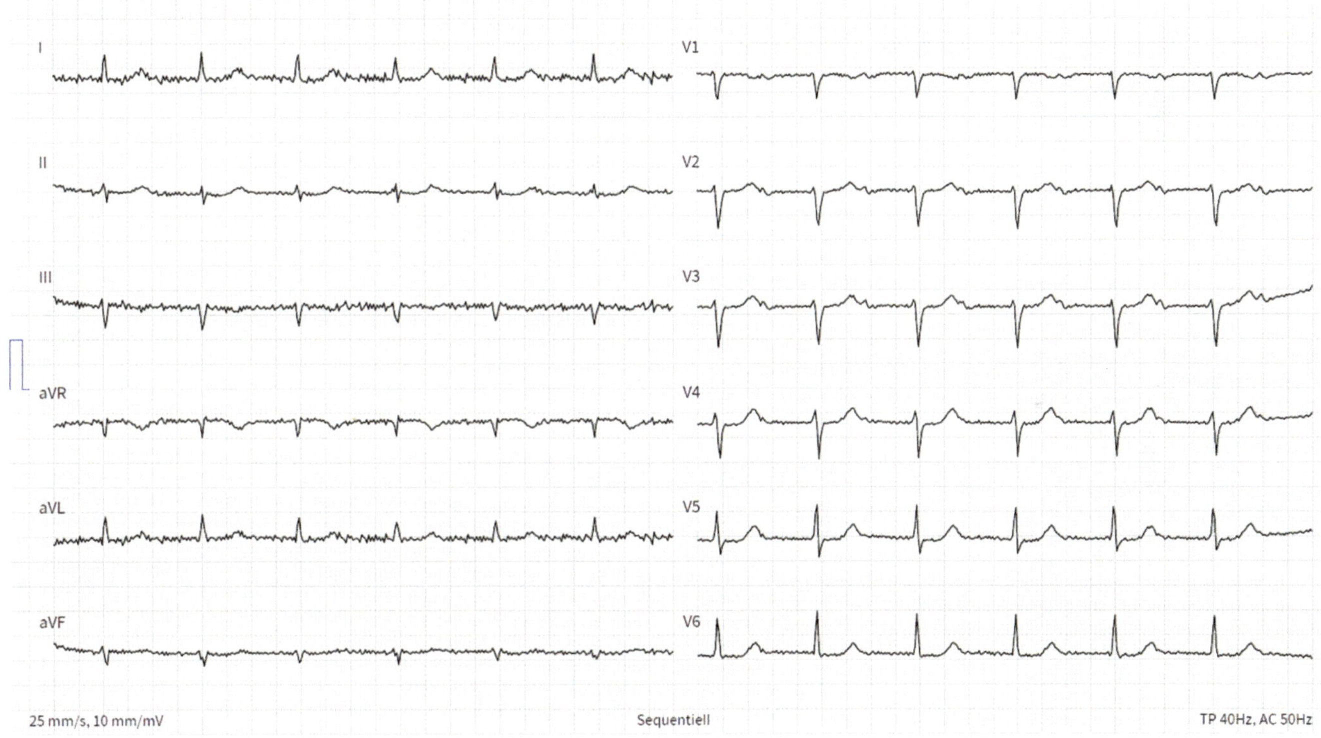

E. Ratzenböck et al., *EKG an 60 Fällen lernen und üben*, https://doi.org/10.1007/978-3-662-60615-5_55

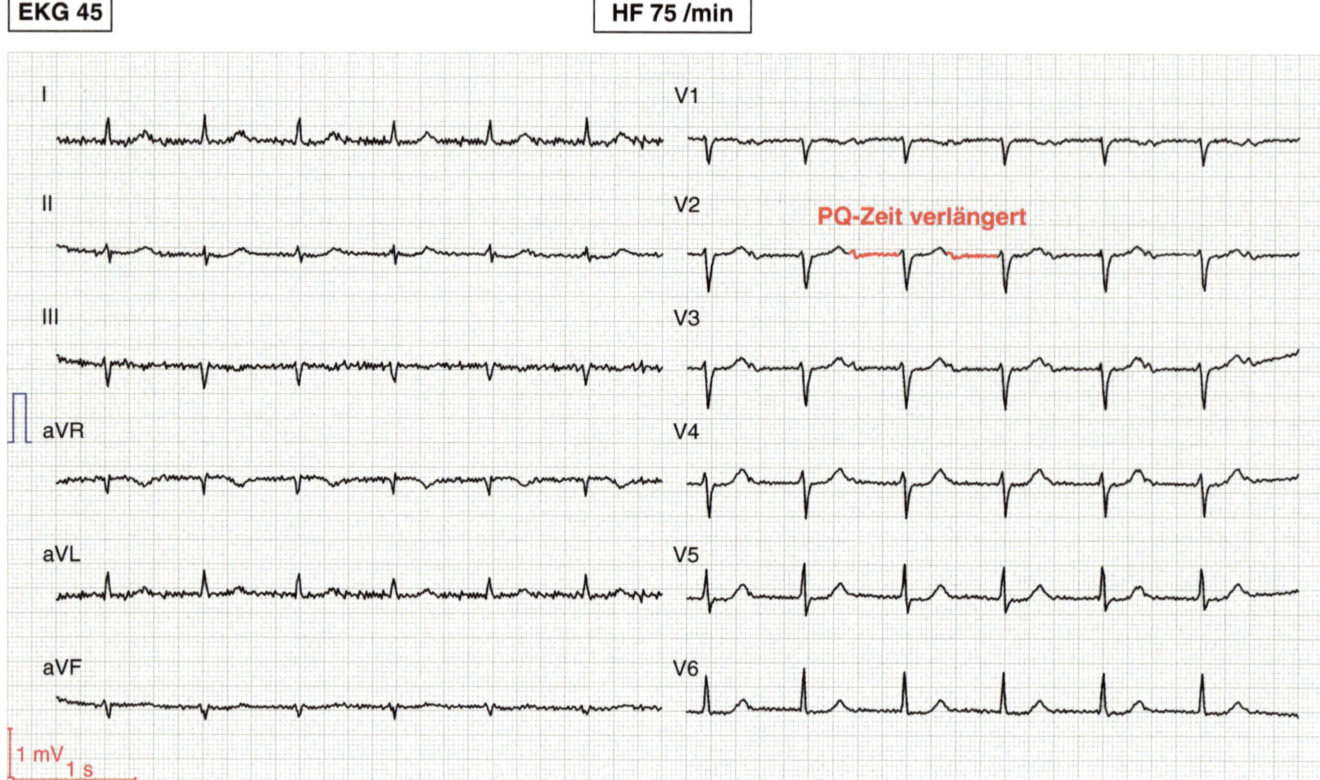

EKG

Es zeigt sich eine deutliche Verlängerung der PQ-Zeit (Normwert 120–200 ms).

Diagnose

AV-Block I°

Procedere

Keine akuten Konsequenzen; bei derartig langer PQ-Zeit jedoch Betablocker reduzieren bzw. absetzen.

EKG 46: 78-jährige Frau, «Synkope oder Sturz»

Anamnese
78-jährige Frau. Synkope oder Sturz (unklar) mit Thoraxkontusion im Seniorenheim. Vorbefundlich Zustand nach Schlaganfall, Diabetes mellitus Typ 2

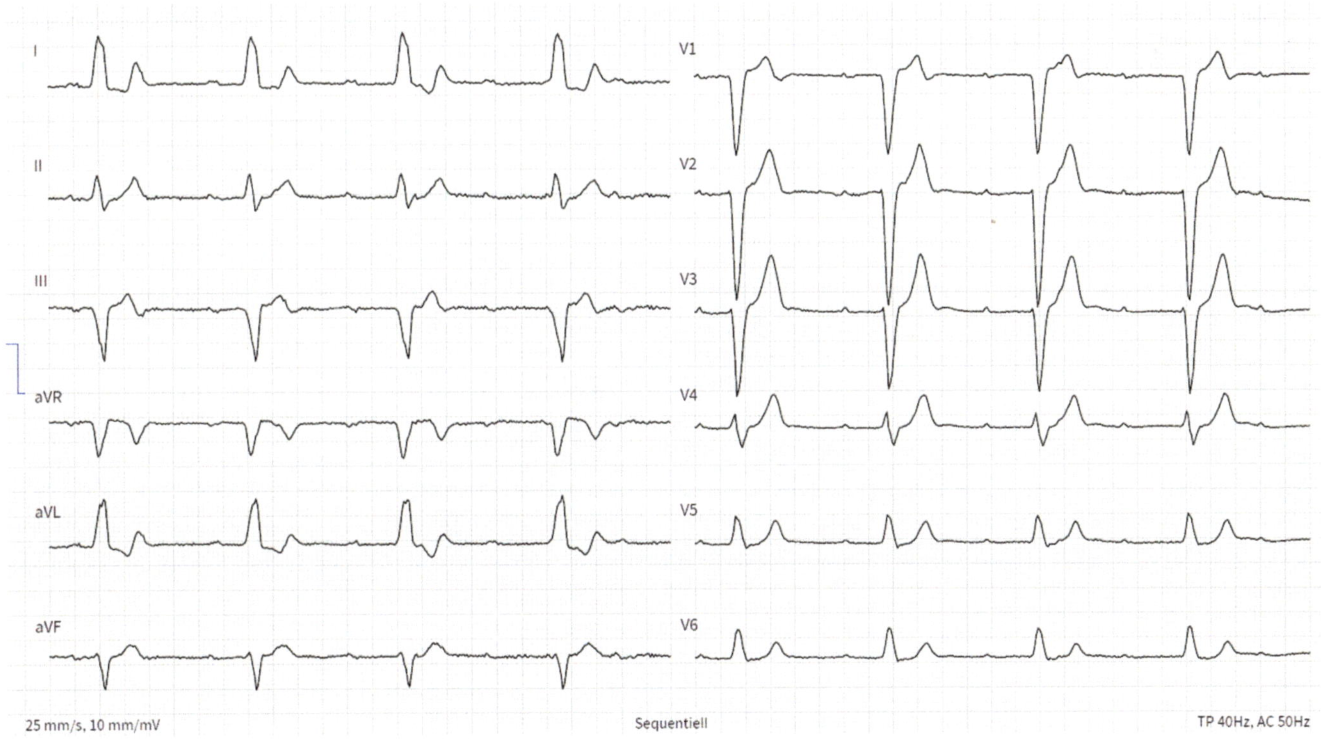

E. Ratzenböck et al., *EKG an 60 Fällen lernen und üben*, https://doi.org/10.1007/978-3-662-60615-5_56

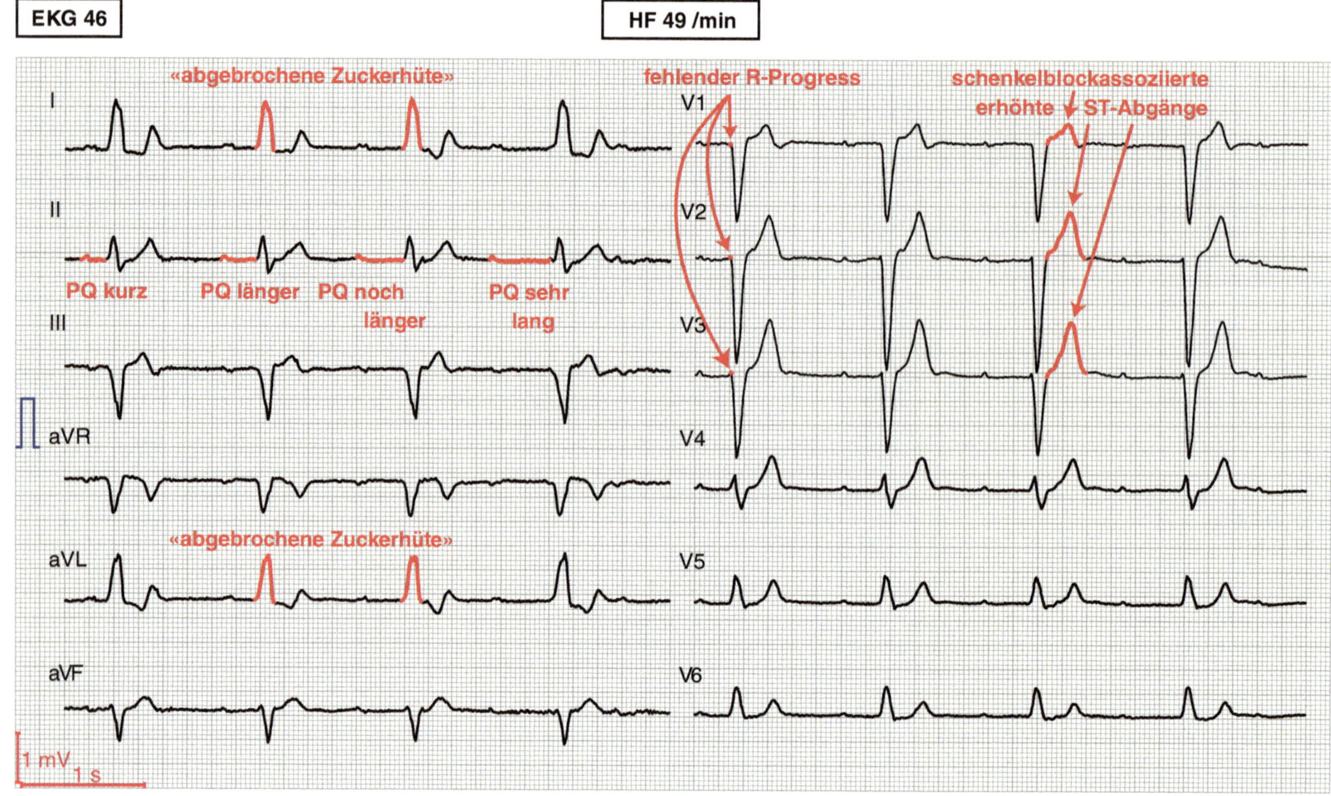

EKG

Es zeigen sich die typischen Zeichen eines kompletten Linksschenkelblocks (verbreiterte QRS-Komplexe ohne S in V6, „abgebrochene Zuckerhüte" in I und aVL, fehlender R-Progress V1–V3 mit schenkelblockassoziierten erhöhten ST-Strecken-Abgängen). Darüber hinaus fällt auf, dass die PQ-Zeiten unregelmäßig sind, diese werden bei jedem Schlag länger. Hätte man einen Rhythmusstreifen, würde man sehen, dass irgendwann ein QRS-Komplex ausfällt und dann die PQ-Zeiten wieder kurz anfangen und zunehmend länger werden.

Diagnose

AV-Block II° Mobitz Typ I (Wenckebach) plus kompletter Linksschenkelblock

Procedere

Anamnese erheben: Digitalismedikation? Betablocker? Falls ja, absetzen.

In dieser Situation ist eine Schrittmacherimplantation indiziert; ein asymptomatischer AV-Block II° Wenckebach ist bei schmalem QRS-Komplex üblicherweise keine Schrittmacherindikation.

EKG 47: 87-jährige Frau mit Schwindel

Anamnese

87-jährige, rüstige Frau. Vorstellung aufgrund von Schwindel, keine relevanten Vorerkrankungen, keine Dauermedikation

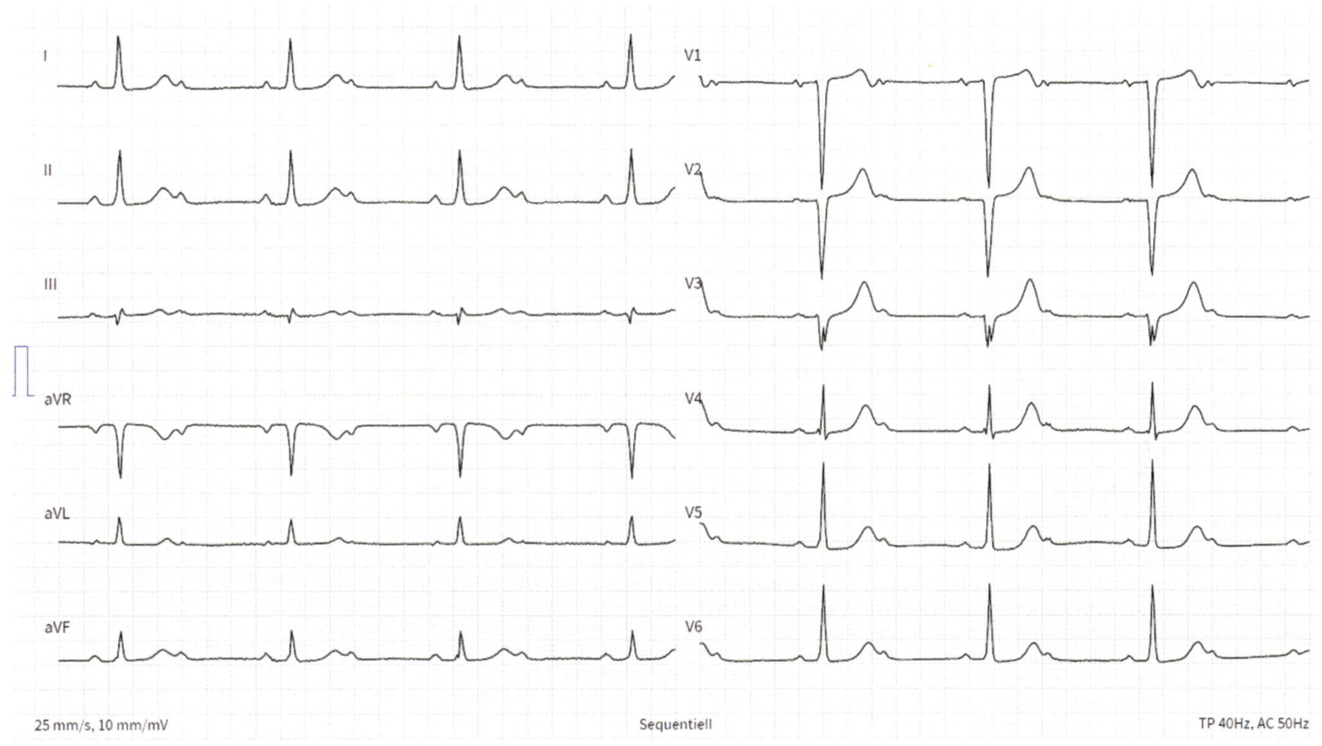

E. Ratzenböck et al., *EKG an 60 Fällen lernen und üben*, https://doi.org/10.1007/978-3-662-60615-5_57

EKG 47 **HF 44 /min**

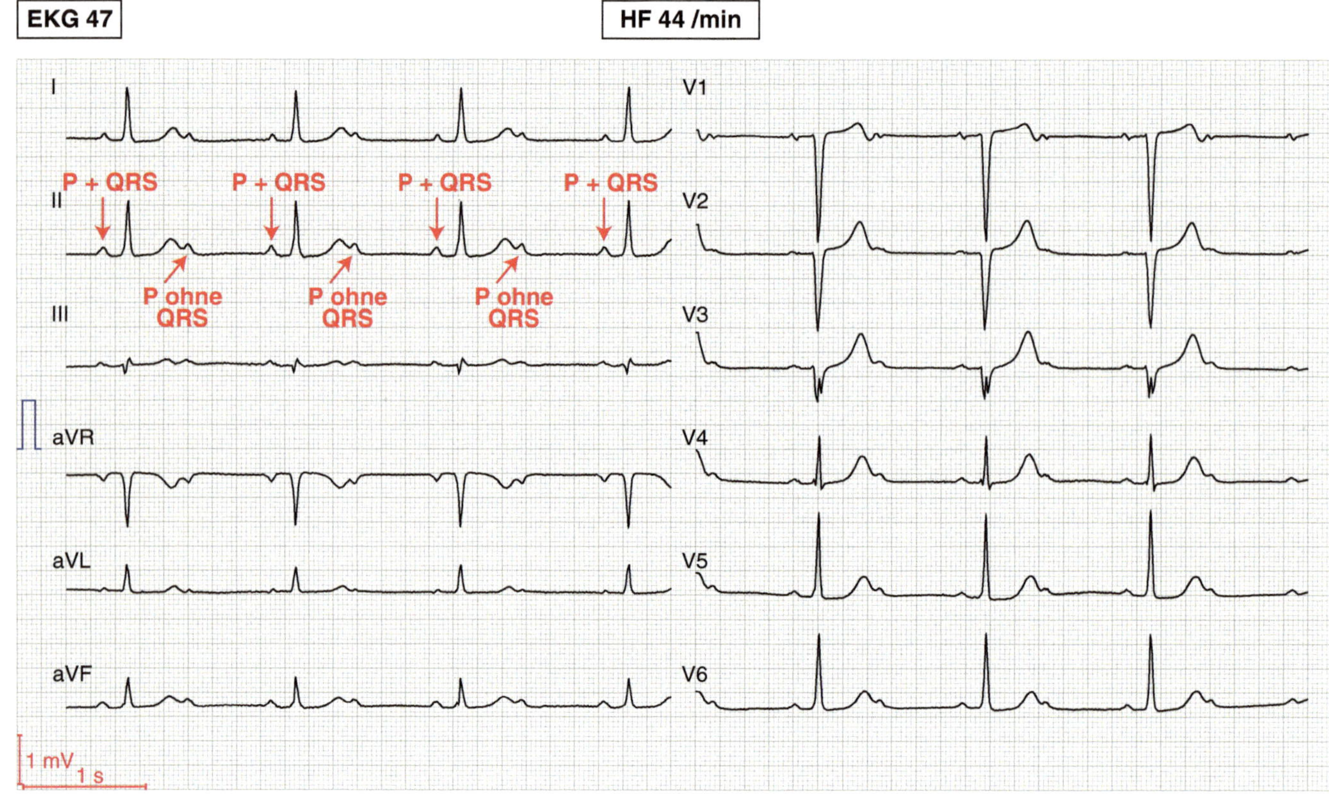

EKG

Es zeigt sich, dass nur auf jede zweite P-Welle auch ein QRS-Komplex folgt.

Diagnose

AV-Block II° Mobitz Typ II

Procedere

Schrittmacherimplantation planen, bis dahin Monitorüberwachung.

Bei instabilem Patienten: **kein** Atropin (hierunter kompletter AV-Block möglich!), sondern externes Pacing, Einlage eines passageren Schrittmachers oder Adrenalin-/Dopamin-/Isoprenalinperfusor bis zur definitiven Schrittmacherversorgung.

EKG 48: 90-jährige Frau mit Synkope

Anamnese
90-jährige, sehr rüstige Frau, erstmalige Synkope. Keine wesentlichen Vorerkrankungen

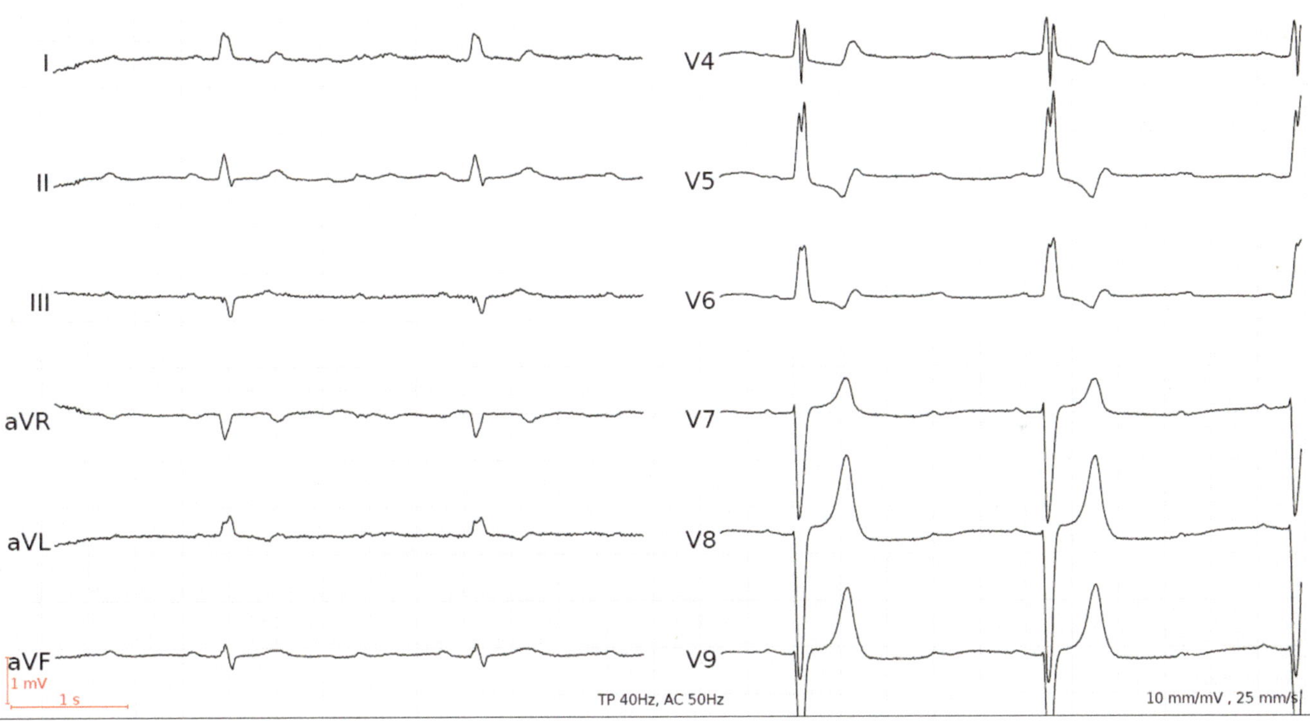

E. Ratzenböck et al., *EKG an 60 Fällen lernen und üben*, https://doi.org/10.1007/978-3-662-60615-5_58

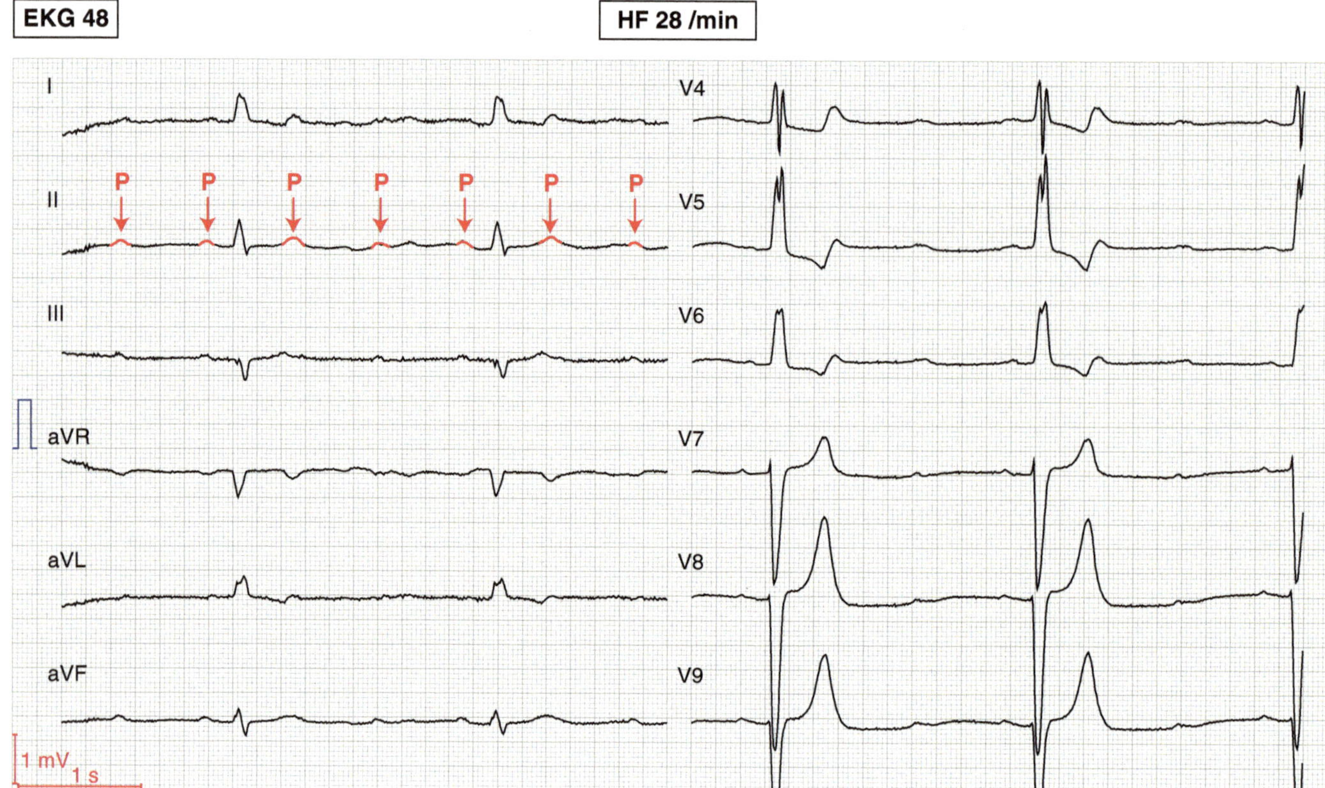

EKG

Hier zeigt sich eine deutliche Bradykardie mit „durchlaufenden" P-Wellen, die in keinem „geordneten Verhältnis" zu den QRS-Komplexen stehen; die QRS-Komplexe sind breit; darüber hinaus ist das EKG verpolt („V7–V9" sollte V1–V3 entsprechen).

Diagnose

AV-Block III° mit ventrikulärem (= breitkomplexigem) Ersatzrhythmus

Procedere

- Monitorüberwachung
- Definitive Schrittmacherversorgung planen.
- Bei instabilem Patienten bis dahin externes Pacing indiziert, ggf. Einlage eines passageren Schrittmachers, ggf. Adrenalin-/Dopamin-/Isoprenalinperfusor.
- Akut **keine** Senkung eines erhöhten Blutdrucks, da hierdurch das Herzzeitvolumen (HZV = Schlagvolumen × Herzfrequenz) aufrecht erhalten wird.
- Anamnese erheben:
  - Angina pectoris? (→ Koronarangiografie)
  - Zeckenbiss? (→ Borrelioseserologie/-therapie)
  - Fieber? (an Endokarditis denken)

EKG 49: 73-jähriger Mann, Schwindel

Anamnese

73-jähriger Mann. Schwindel mit Präsynkope. Z. n. Implantation eines DDD-Schrittmachers bei AV-Block III°

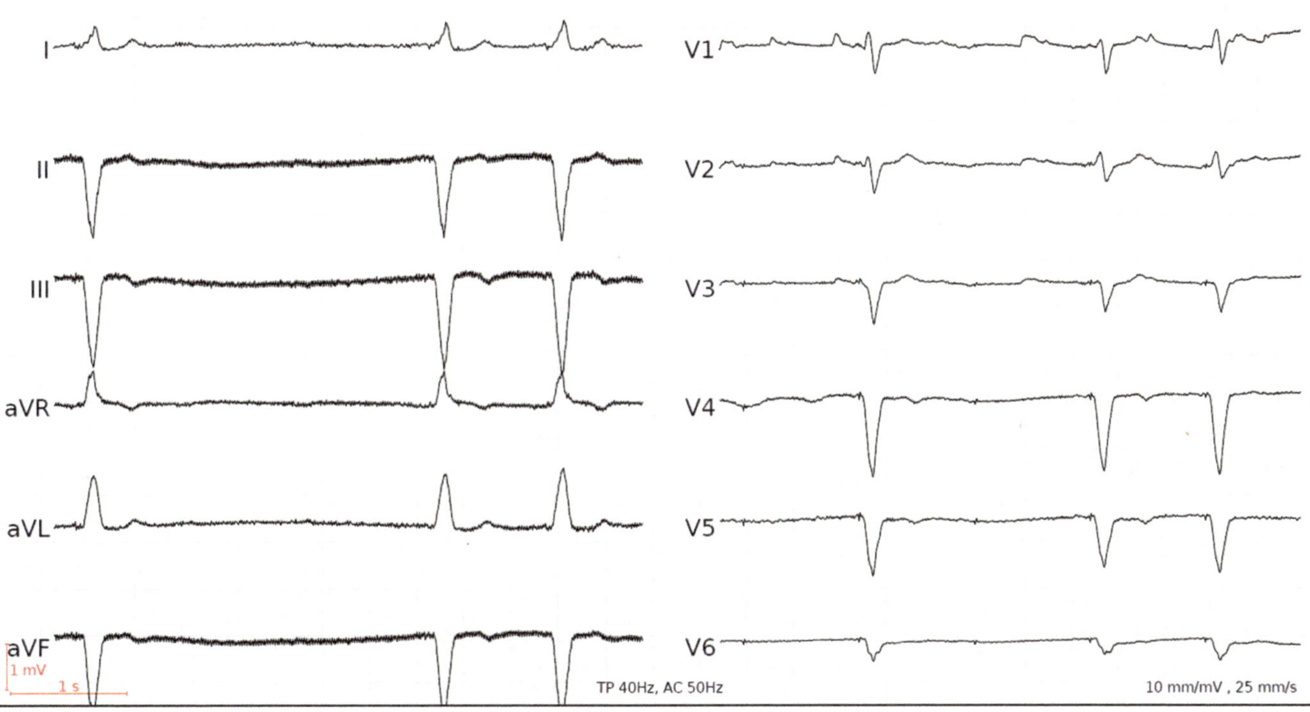

E. Ratzenböck et al., *EKG an 60 Fällen lernen und üben*, https://doi.org/10.1007/978-3-662-60615-5_59

EKG 49

HF 40 /min

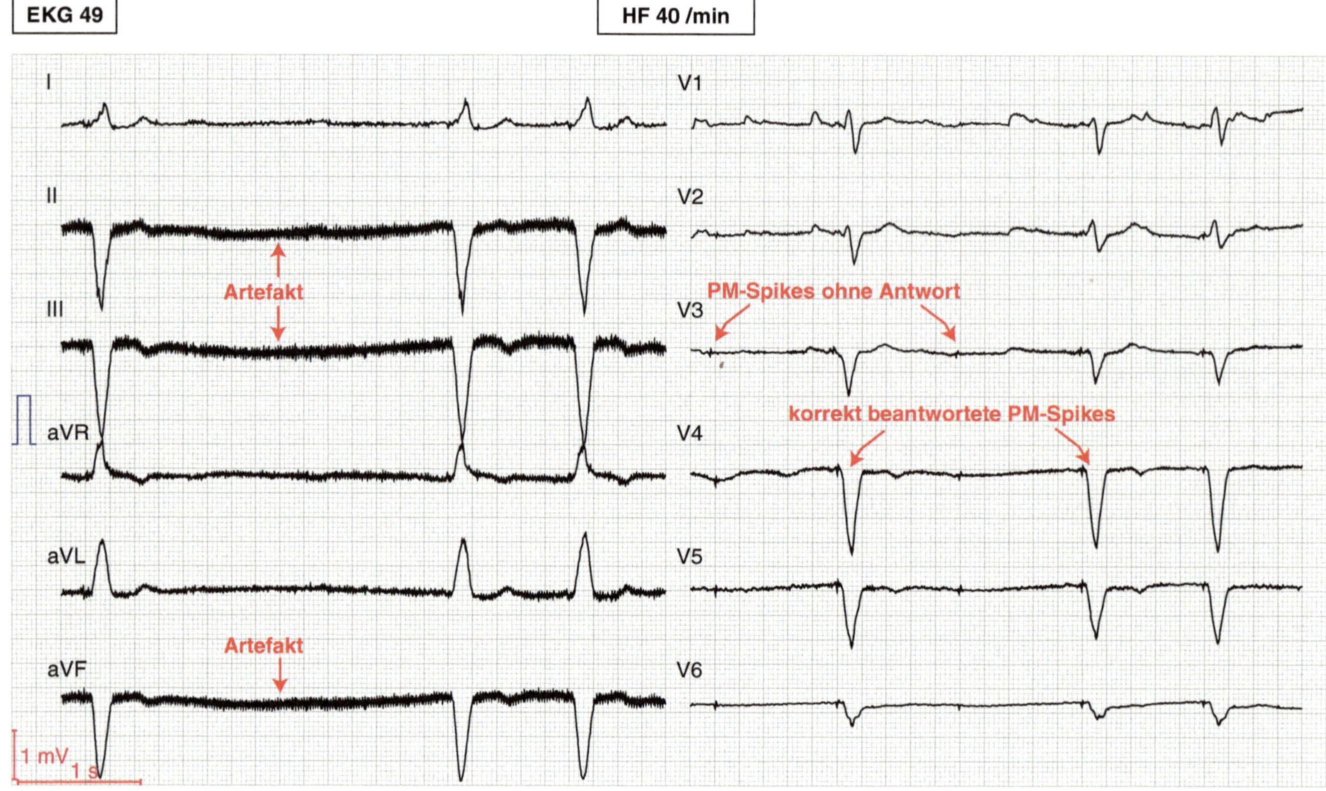

EKG

Neben der Bradykardie fällt auf, dass zum Teil auf Schrittmacher-Spikes kein QRS-Komplex folgt.

Diagnose

Schrittmacherdysfunktion („Exit Block")

Procedere

- Thoraxröntgen mit Frage nach Sondenbruch/-dislokation
- Zeitnahe Schrittmacherkontrolle und -revision
- Bis dahin: Monitorüberwachung, ggf. antibradykarde Behandlung (evtl. externes Pacing, Adrenalin-/Dopamin-/Isoprenalinperfusor)

EKG 50: 73-jähriger Mann, Suizidversuch

Anamnese

73-jähriger Mann. Z. n. Sprung in den Rhein im Februar in suizidaler Absicht

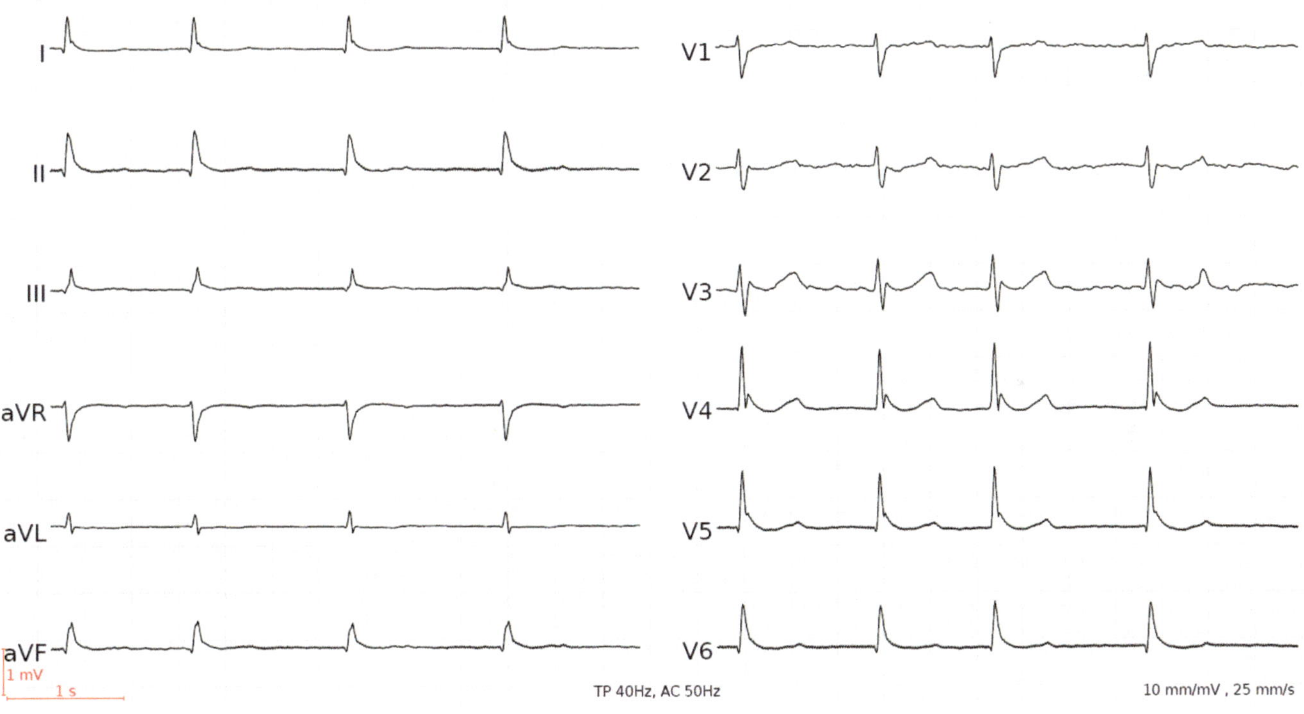

E. Ratzenböck et al., *EKG an 60 Fällen lernen und üben*, https://doi.org/10.1007/978-3-662-60615-5_60

EKG 50 HF 46 /min

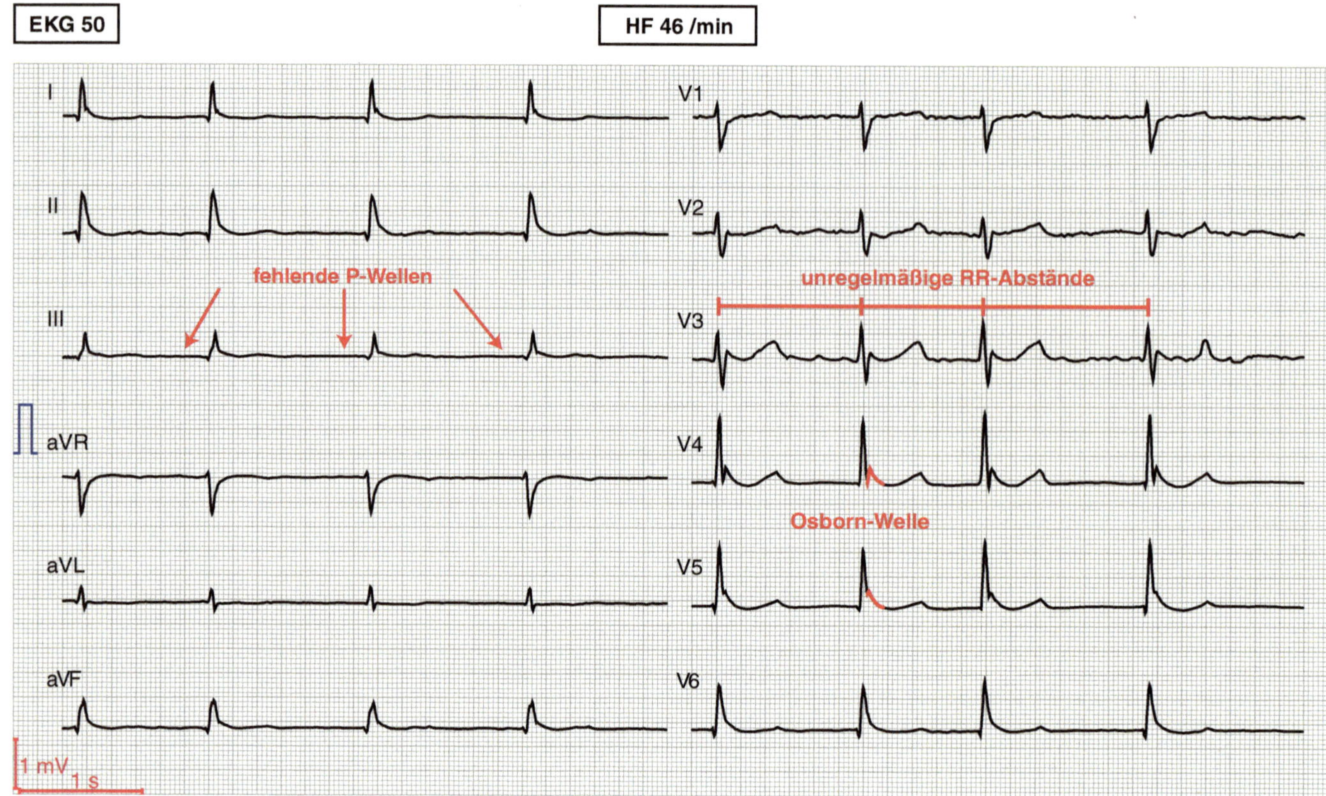

EKG

Es zeigt sich ein bradykarder Rhythmus mit unregelmäßigen QRS-Abständen, man sieht keine P-Wellen, somit besteht Vorhofflimmern.

Des Weiteren fällt der etwas seltsam konfigurierte Kammerkomplex insbesondere in Ableitung V4 und V5 auf.

Diagnose

Bradykardes Vorhofflimmern; Osborn-Welle

Die Körpertemperatur des Patienten nach Bergung betrug 25,9 °C. Unter 30 °C Körperkerntemperatur besteht gehäuft Vorhofflimmern; die Osborn-Welle ist ein typisches Zeichen für Hypothermie („hypothermer Kamelhöcker").

Procedere

Hier: Wiedererwärmung (im Haus mittels Coolgard®-Katheters durchgeführt)

EKG 51: 81-jährige Frau mit Synkope

Anamnese

81-jährige Frau. Synkope im Sitzen, unter Betablockertherapie bei bekannter koronarer 3-Gefäß-Erkrankung. Keine Angina pectoris

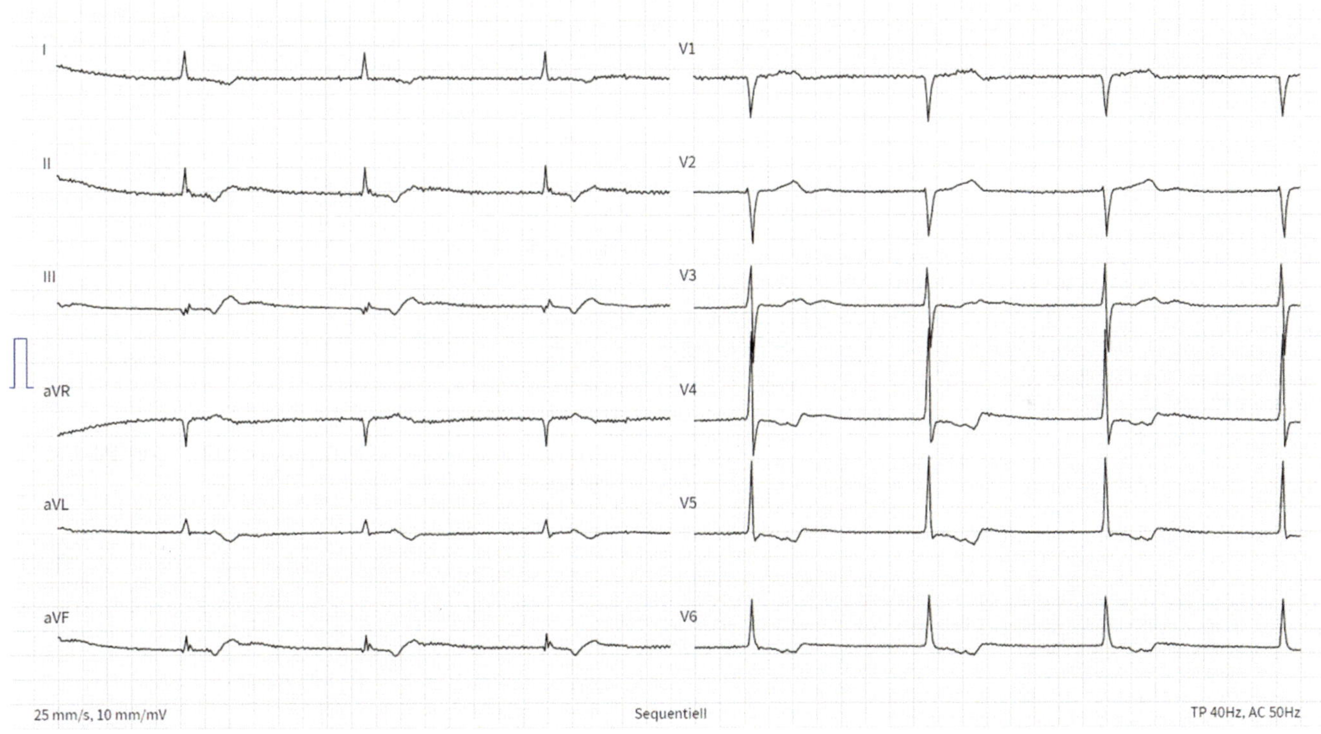

E. Ratzenböck et al., *EKG an 60 Fällen lernen und üben*, https://doi.org/10.1007/978-3-662-60615-5_61

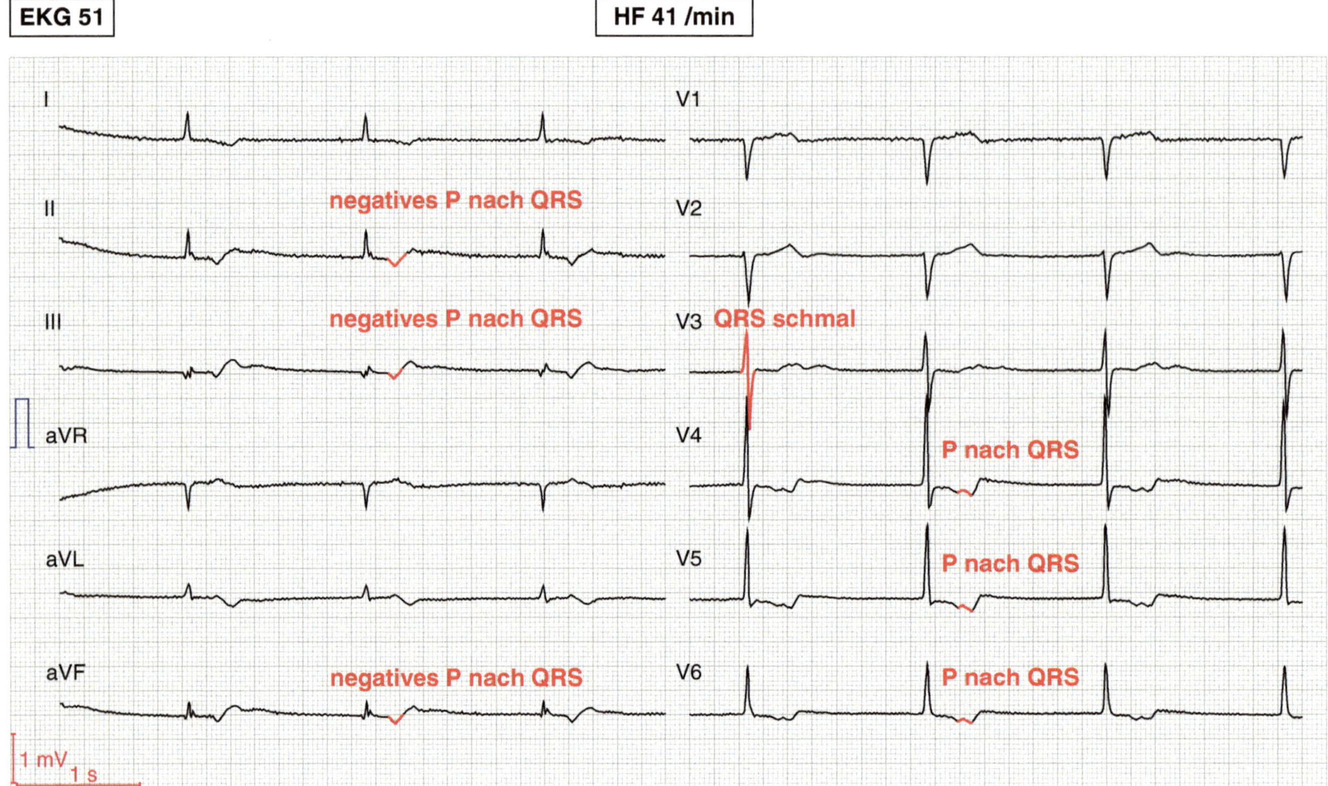

EKG

Es findet sich ein bradykarder, regelmäßiger schmalkomplexiger Rhythmus mit P-Wellen **nach** dem QRS-Komplex (in Ableitung II, III, aVF negativ) als Zeichen einer retrograden Vorhoferregung. Die negativen T-Wellen in V4–V6 sind ischämischer Genese und unverändert zum Vor-EKG (hier nicht abgebildet).

Diagnose

Sinusarrest mit junktionalem (schmalkomplexigem) Ersatzrhythmus

Procedere

- Betablocker absetzen.
- Monitorüberwachung, ggf. im Verlauf Schrittmacherimplantation

EKG 52: 55-jähriger Mann mit Palpitationen

Anamnese

55-jähriger Mann. Palpitationen seit mehreren Tagen. Keine Angina pectoris

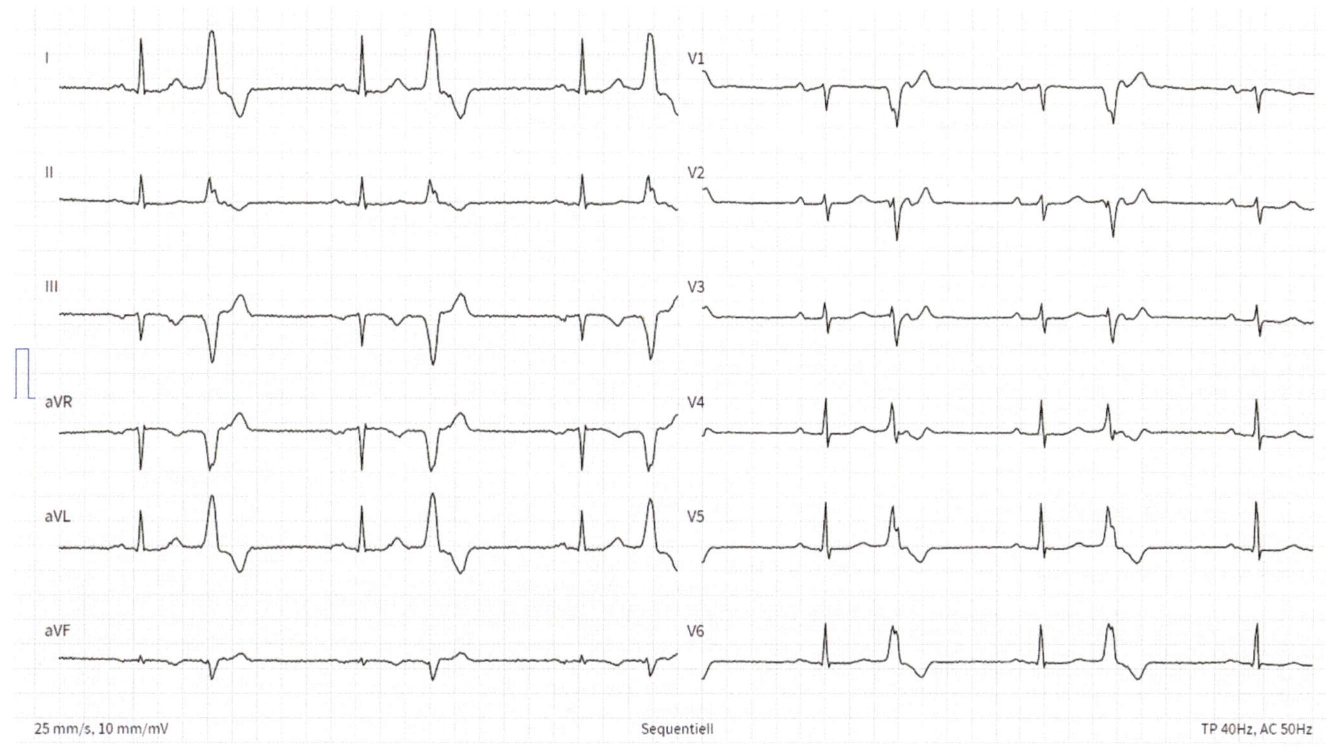

E. Ratzenböck et al., *EKG an 60 Fällen lernen und üben*, https://doi.org/10.1007/978-3-662-60615-5_62

EKG 52 HF 72 /min

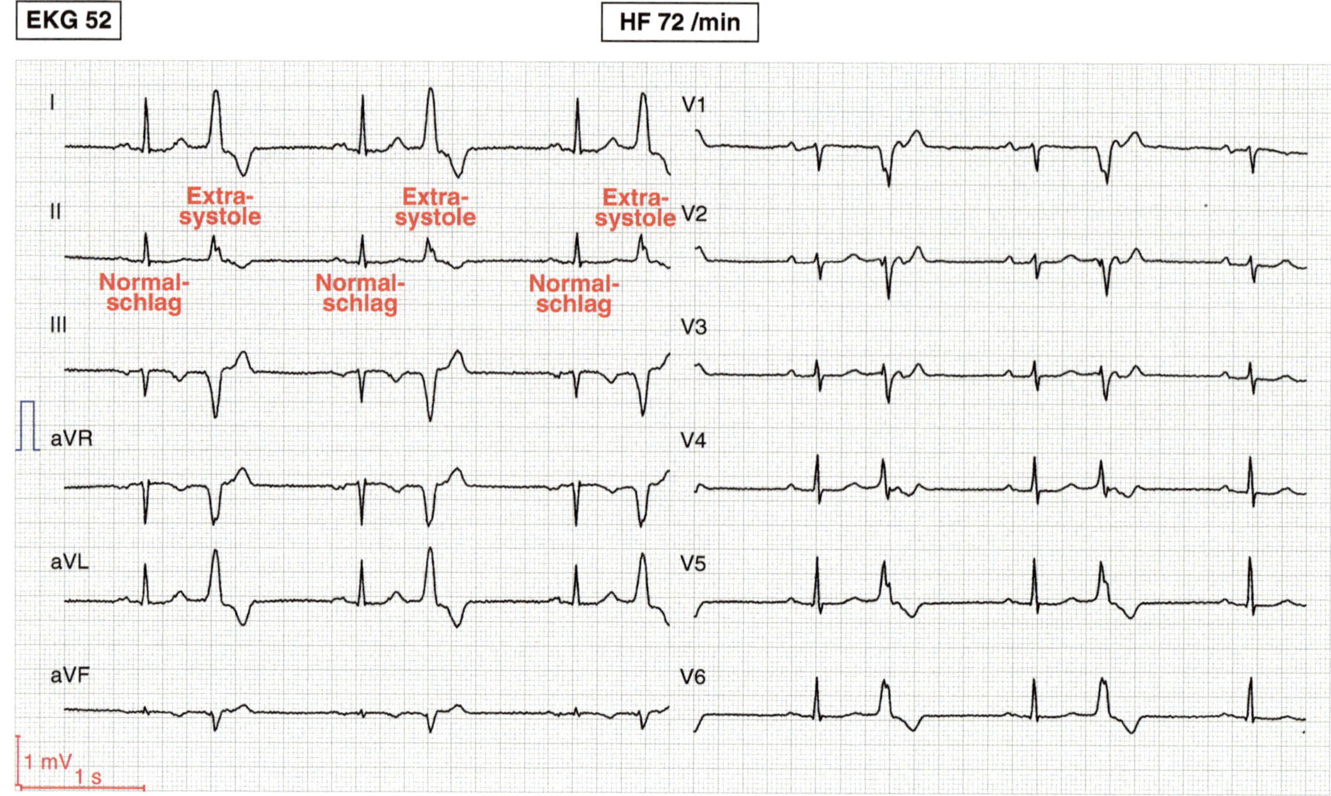

EKG

Auf jeden normalen QRS-Komplex folgt ein breiter QRS-Komplex (= ventrikuläre Extrasystole, VES), nach den VES folgt jeweils eine kompensatorische Pause.

Diagnose

Bigeminus

Procedere

- Bei subjektiv störender Symptomatik → Beginn mit Betablockertherapie
- Ggf. Katheterablation zur dauerhaften Elimination der ventrikulären Extrasystolie

EKG 53: 69-jähriger Mann mit Synkope

Anamnese

69-jähriger Mann. Zuweisung durch den Rettungsdienst bei Z. n. Synkope. Seit Wochen zunehmende Belastungsdyspnoe sowie Thoraxschmerzen. Klinisch fällt ein lautes Systolikum auf.

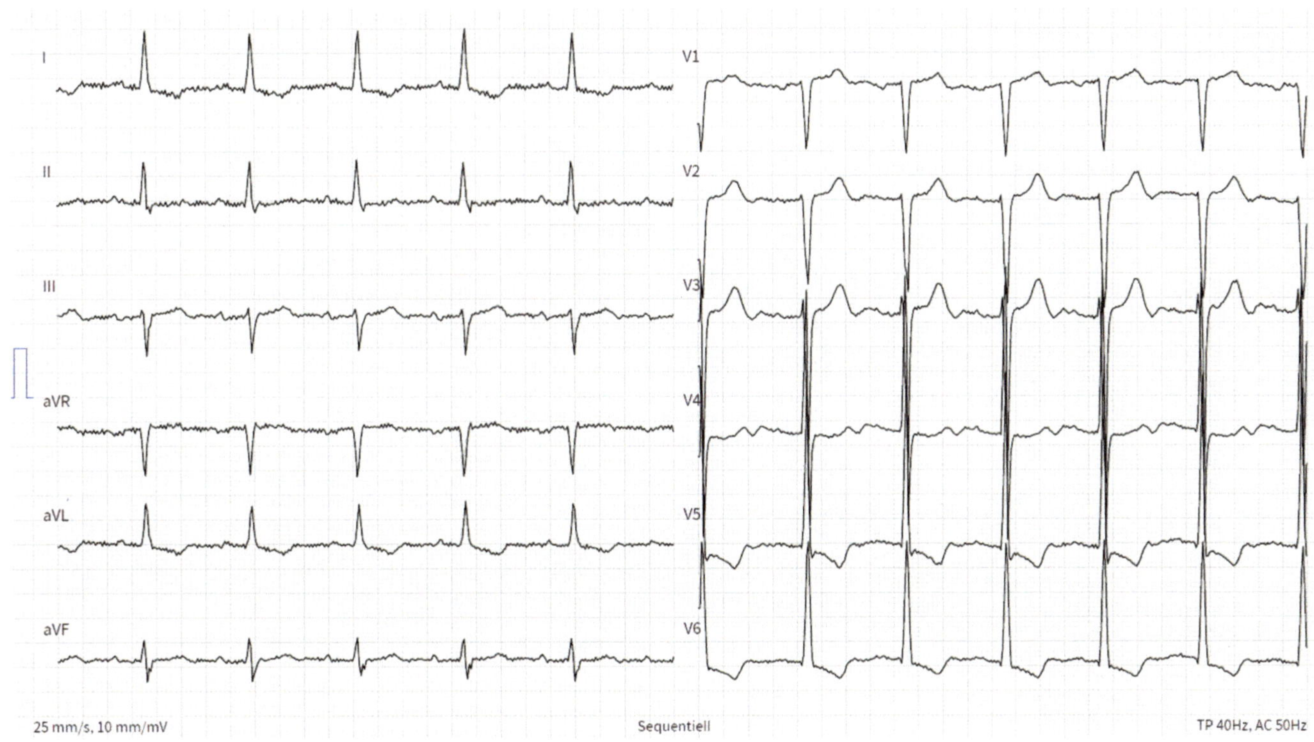

E. Ratzenböck et al., *EKG an 60 Fällen lernen und üben*, https://doi.org/10.1007/978-3-662-60615-5_63

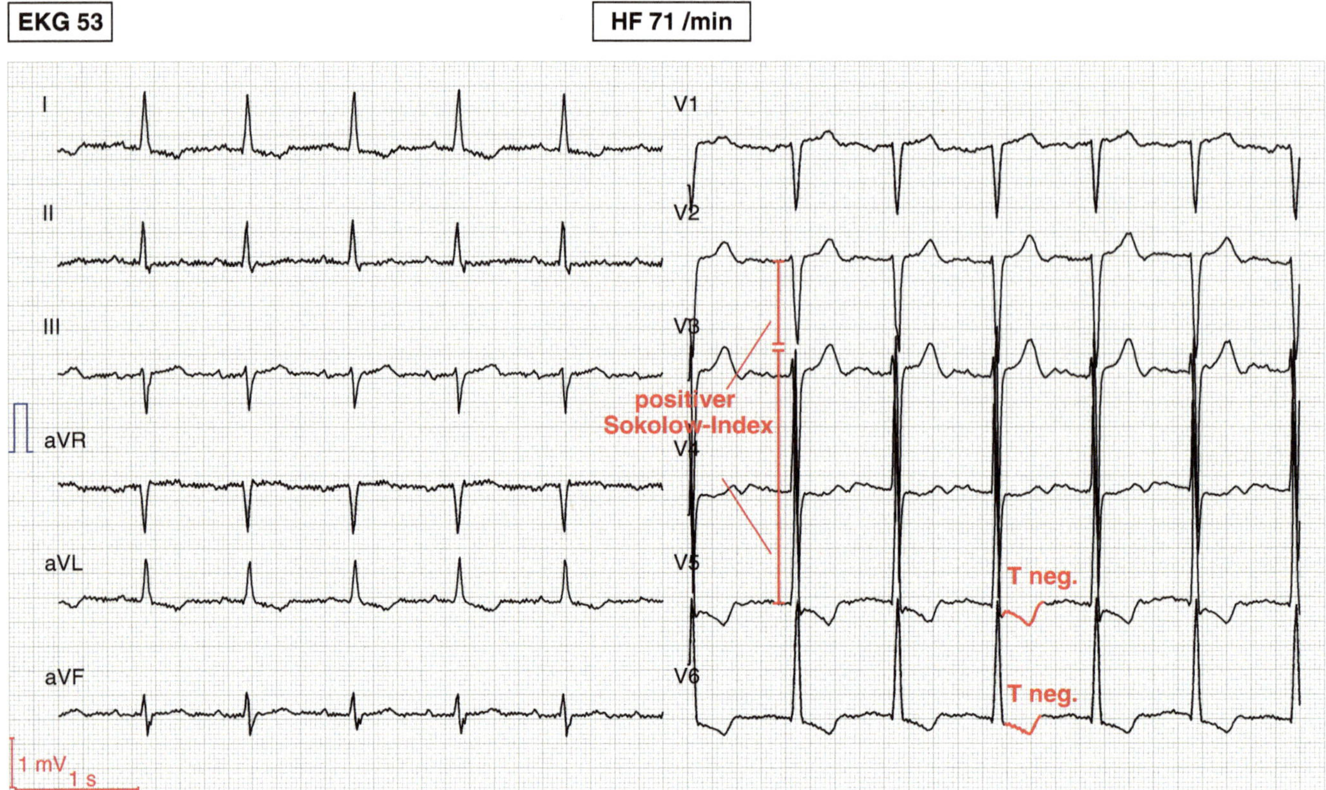

EKG

Es zeigen sich sehr hohe Zacken über der Vorderwand, die Kriterien des linkspositiven Sokolow-Index (Summe aus Tiefe der S-Zacke in V2 und Höhe der R-Zacke in V5 $\geq$ 3,5 mV) als Zeichen für eine Linksherzhypertrophie sind erfüllt. Darüber hinaus finden sich präterminal negative T-Wellen in V5 und V6.

Diagnose

Ausgeprägte Linksherzhypertrophie, z. B. bei Aortenklappenstenose

Procedere

- Der V. a. Aortenklappenstenose muss natürlich noch echokardiografisch bestätigt werden.
- Dann Klappenersatz planen.

EKG 54: 37-jähriger Mann mit Thoraxschmerzen nach Ablation

Anamnese

37-jähriger Mann. Zustand nach operativer Versorgung bei angeborener Transposition der großen Gefäße (TGA) in der Kindheit. Aktuell stationäre Aufnahme zur Ablation bei subjektiv stark störendem Vorhofflattern. Kurz nach der Ablation meldet sich der Patient mit stärksten Thoraxschmerzen, Blutdruckabfall.

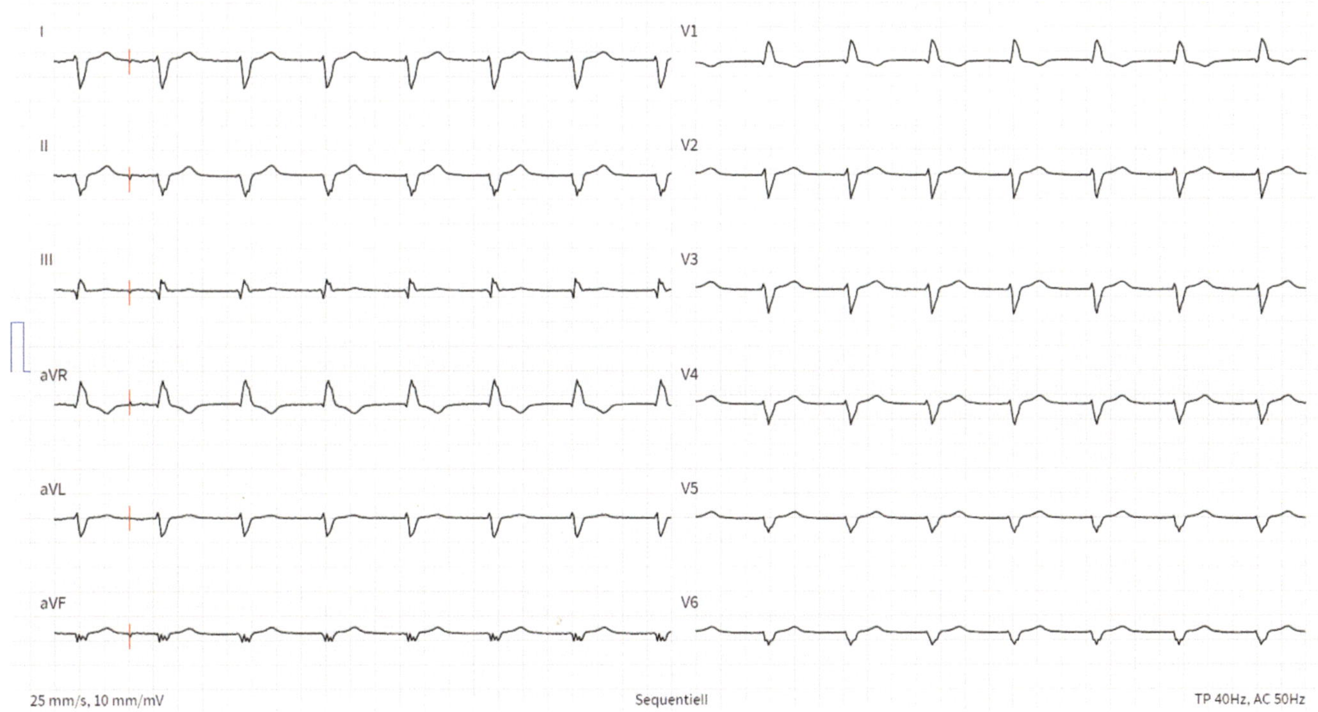

E. Ratzenböck et al., *EKG an 60 Fällen lernen und üben*, https://doi.org/10.1007/978-3-662-60615-5_64

EKG 54 **HF 89 /min**

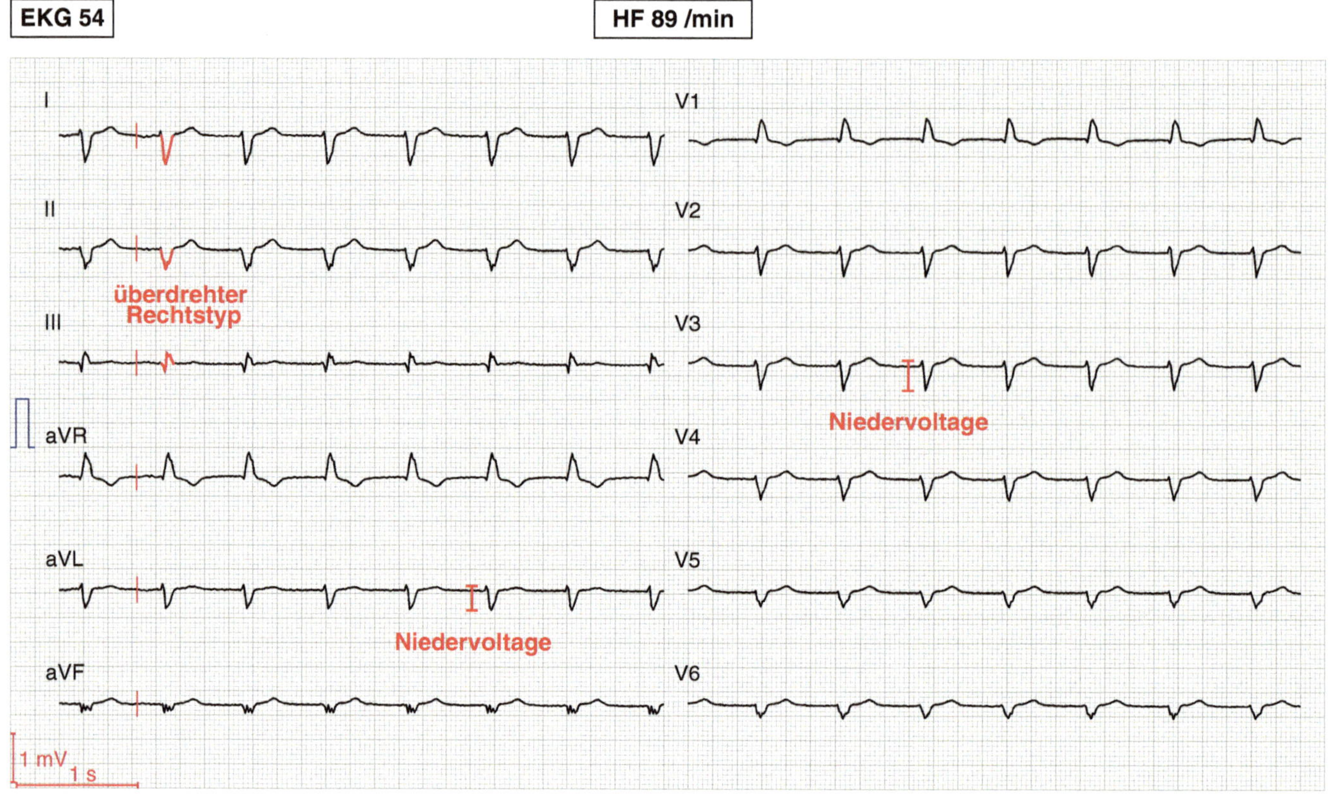

EKG

Es zeigen sich sehr kleine QRS-Komplexe. Des Weiteren finden sich ein überdrehter Rechtslagetyp (im Rahmen der Grunderkrankung) und ein akzelerierter junktionaler Rhythmus (regelmäßig, normofrequent, keine P-Wellen).

Diagnose

Niedervoltage

▶ **Merke** ***Eine neue Niedervoltage nach jeglichem Eingriff am Herzen muss an eine Perikardtamponade denken lassen! Sofortige Echokardiografie, ggf. notfallmäßige Entlastung!***

▶ **Merke** ***Niedervoltage = maximaler Ausschlag an den Extremitätenableitungen 5 mm (periphere Niedervoltage), an den Brustwandableitungen 10 mm (zentrale Niedervoltage); weitere Ursachen hierfür können z. B. ein Lungenemphysem, Adipositas oder eine kardiale Amyloidose sein.***

Im vorliegenden Fall konnten 1000 ml Blut abpunktiert werden.

EKG 55: 20-jähriger Mann mit peripherer Facialisparese

Anamnese

20-jähriger Mann. Vorstellung aufgrund einer peripheren Facialisparese. Keine kardialen Beschwerden, bei der Untersuchung fällt jedoch ein lautes Systolikum auf.

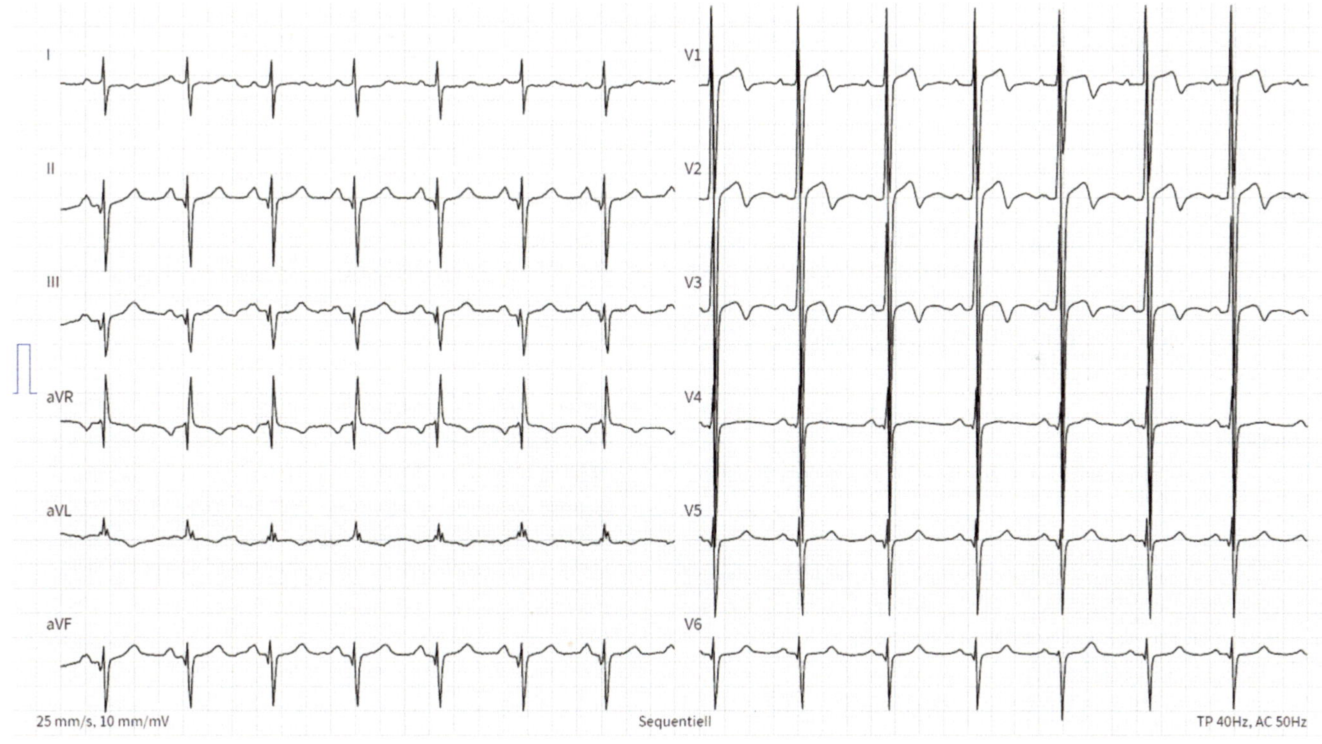

E. Ratzenböck et al., *EKG an 60 Fällen lernen und üben*, https://doi.org/10.1007/978-3-662-60615-5_65

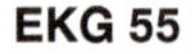

HF 86 /min

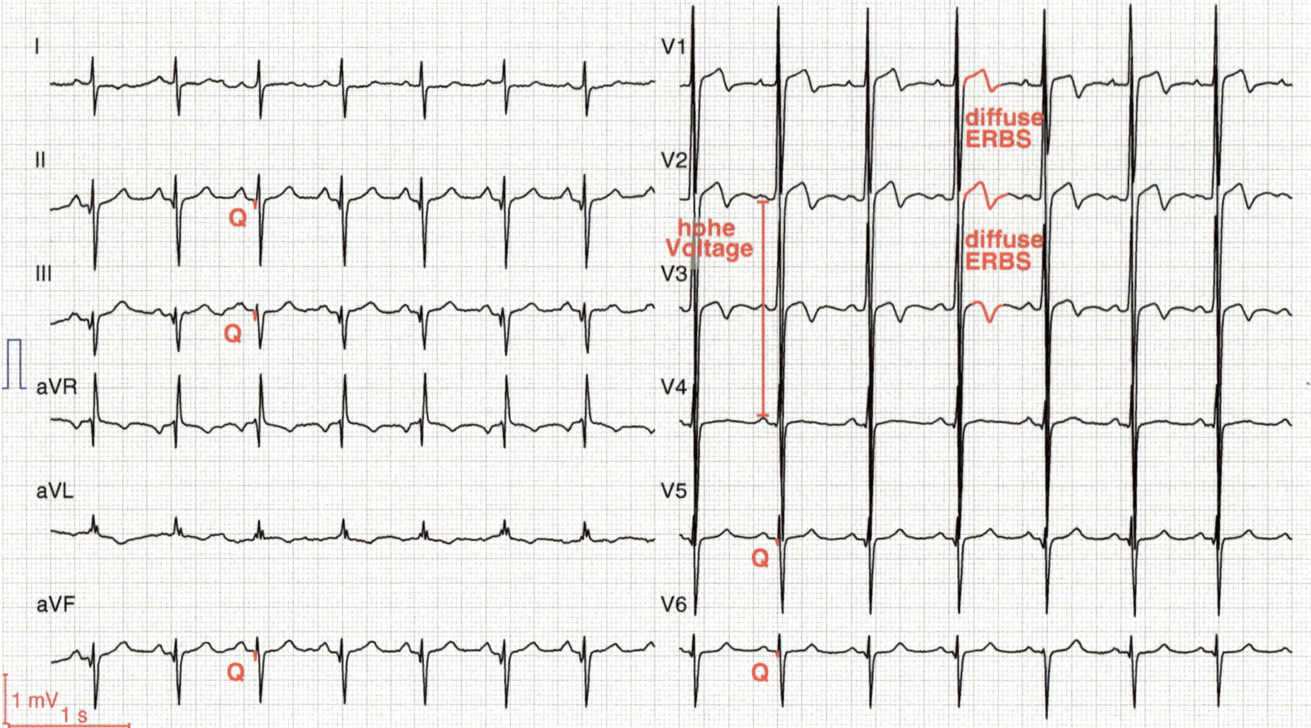

EKG

Es findet sich eine ausgeprägte Voltage über den Brustwandableitungen, diffuse Erregungsrückbildungsstörungen (erhöhte ST-Strecken-Abgänge mit biphasischen T-Wellen in V1–V3) sowie Q-Zacken in II, III, aVF sowie V5 und V6 ohne stattgehabten Myokardinfarkt.

Diagnose

V. a. hypertrophe obstruktive Kardiomyopathie (HOCM)

Procedere

- Individuelle Risikostratifizierung (u. a. Belastungsechokardiografie, LZ-EKG, …) hinsichtlich Gefahr des plötzlichen Herztodes, ggf. ICD-Implantation
- Verzicht auf Leistungssport
- Die Obstruktion des Ausflusstraktes wird verstärkt durch Nitrate, ACE-Hemmer, Digitalis sowie Dehydratation - diese müssen vermieden werden
- klinisch kardiologische Untersuchung der erstgradigen Angehörigen
- Bei Symptomen: Myektomie bzw. TASH (transkoronare Ablation der Septumhypertrophie) erwägen.

▶ **Merke** ***Die HOCM ist die häufigste Ursache (Prävalenz 1:500) des plötzlichen Herztodes bei jungen Menschen. Aufgrund genetischer Veranlagung kommt es zur Verdickung des Septums und ggf. zu einem Gradienten im linksventrikulären Ausflusstrakt und somit einer funktionellen Aortenklappenstenose.***

Anmerkung: Die Facialisparese ist kein typisches Symptom einer HOCM

EKG 56: 36-jähriger Mann mit Synkope beim Sport

Anamnese
36-jähriger Mann. Synkope beim Fussballspielen. Bisher gesund

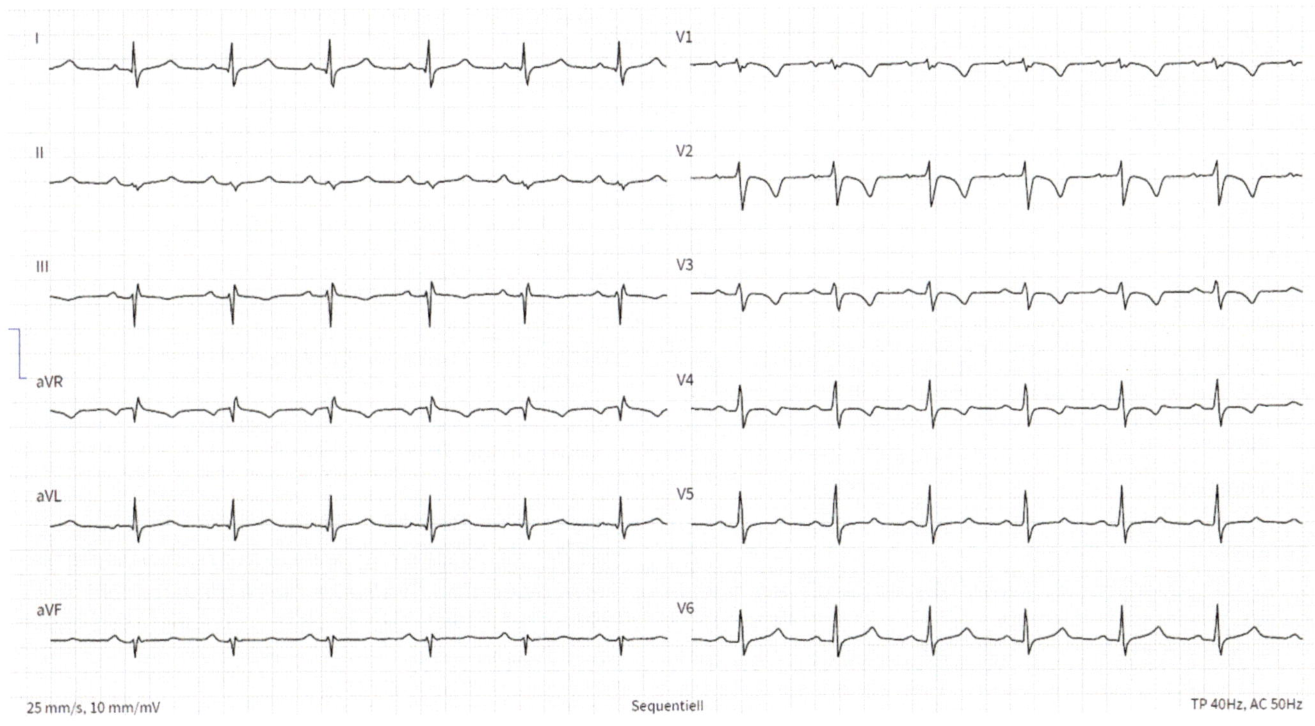

E. Ratzenböck et al., *EKG an 60 Fällen lernen und üben*, https://doi.org/10.1007/978-3-662-60615-5_66

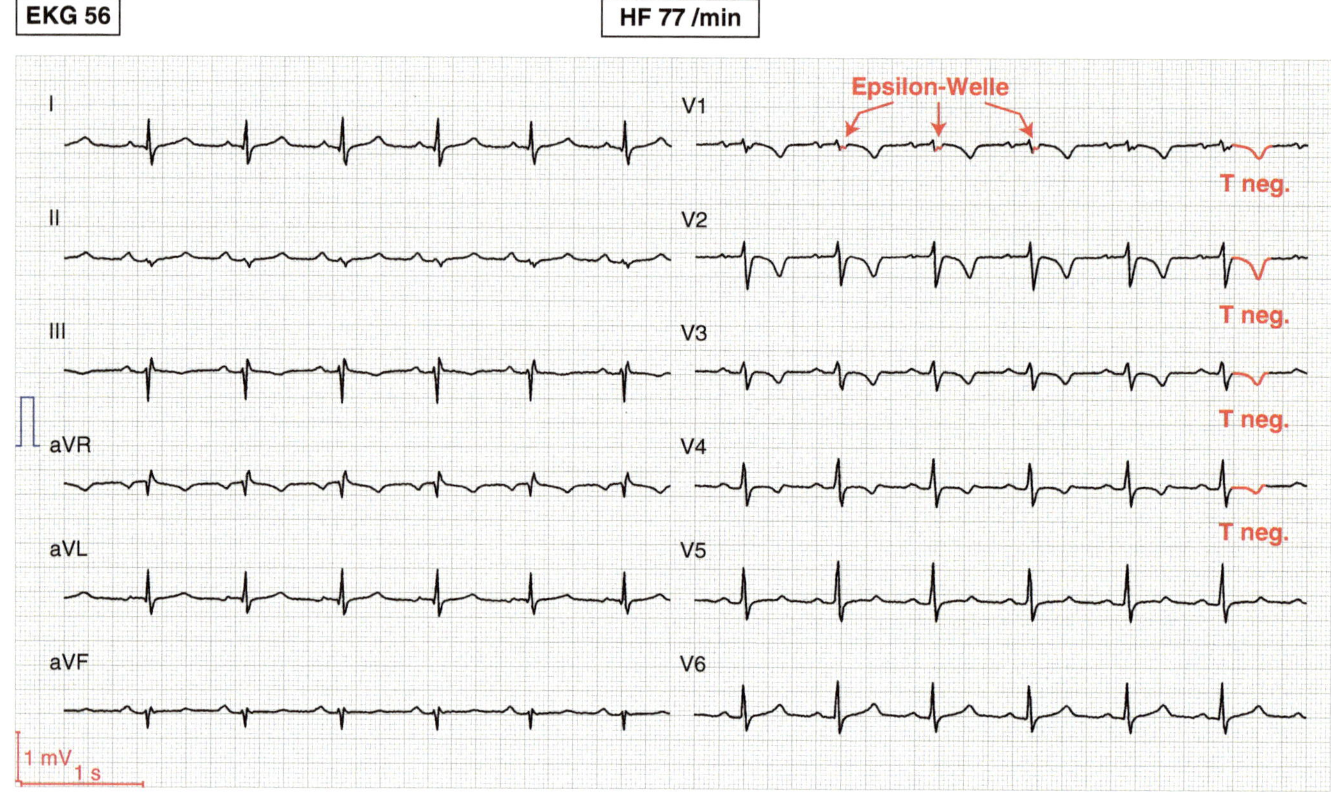

EKG

Es zeigen sich negative T-Wellen in Ableitung V1–V4, bei denen man an eine Lungenembolie denken könnte. Bei genauem Betrachten zeigt sich darüber hinaus aber noch ein winziger „Hügel" am Ende der S-Zacke, die sog. „Epsilonwelle". Hierbei handelt es sich um Potentiale mit niedriger Amplitude durch verspätete Aktivierung von Teilen des rechten Ventrikels.

Diagnose

V. a. arrhythmogene rechtsventrikuläre Kardiomyopathie (ARVC)

Auch die ARVC ist eine häufige Ursache des plötzlichen Herztodes bei jungen Menschen. Eine Epsilonwelle ist bei ARVC zwar selten nachweisbar, wenn vorhanden erleichtert sie jedoch die Diagnose.

Procedere

- Kardio-MRT zur Diagnosesicherung
- ICD-Implantation
- Bis dahin Monitorüberwachung
- Verzicht auf Ausdauersport
- klinisch kardiologische Untersuchung der erstgradigen Angehörigen

▶ **Merke** ***Die ARVC ist eine genetische Erkrankung, bei der die Muskulatur primär des rechten, oft aber auch des linken Ventrikels durch Bindegewebe und Fett ersetzt wird, was zu entsprechender Reduktion der Pumpleistung und Anfälligkeit für maligne Rhythmusstörungen führt.***

EKG 57: 36-jähriger Mann, rezidivierende Synkopen

Anamnese
36-jähriger Mann. Nunmehr dritte Synkope innerhalb des letzten Jahres. Im Rahmen der Abklärung der letzten Synkope wurde in einem externen Krankenhaus aufgrund eines „Rechtsschenkelblocks“ im EKG ein Thorax-CT durchgeführt, wo eine subsegmentale Lungenembolie gefunden wurde. Seither ist der Patient antikoaguliert.

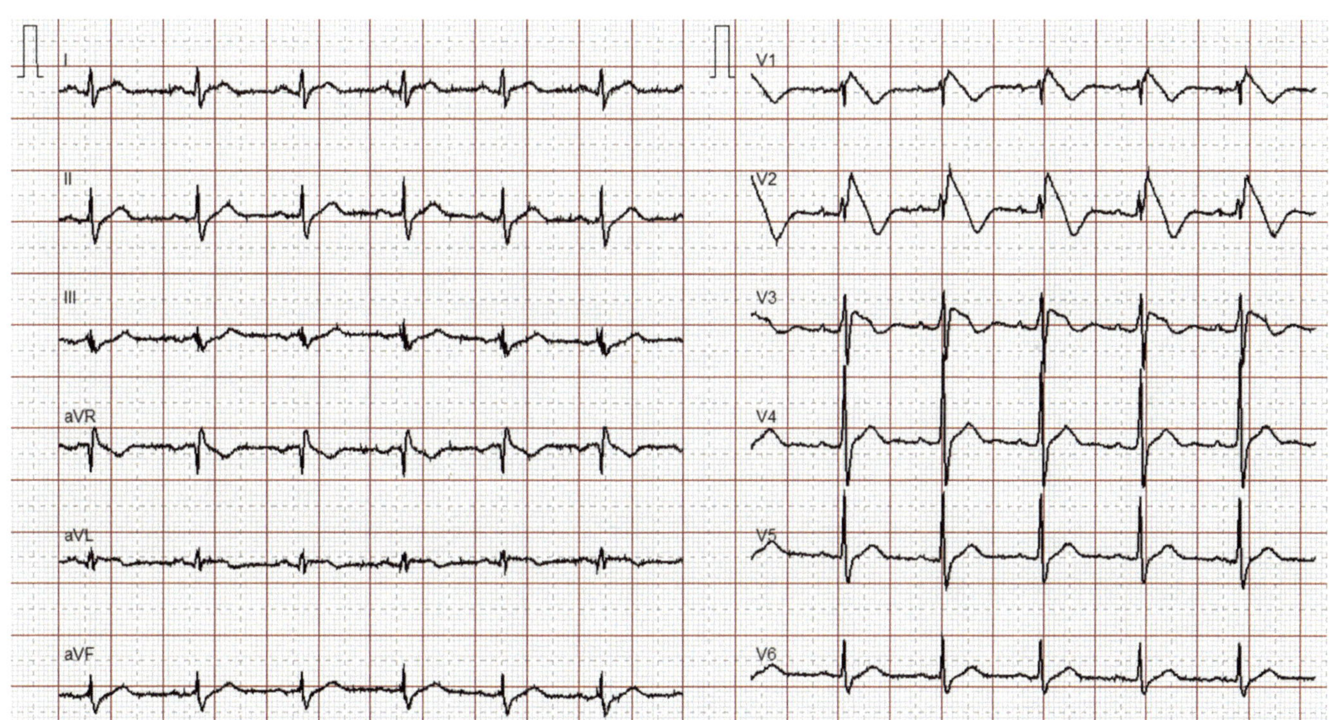

E. Ratzenböck et al., *EKG an 60 Fällen lernen und üben*, https://doi.org/10.1007/978-3-662-60615-5_67

EKG 57

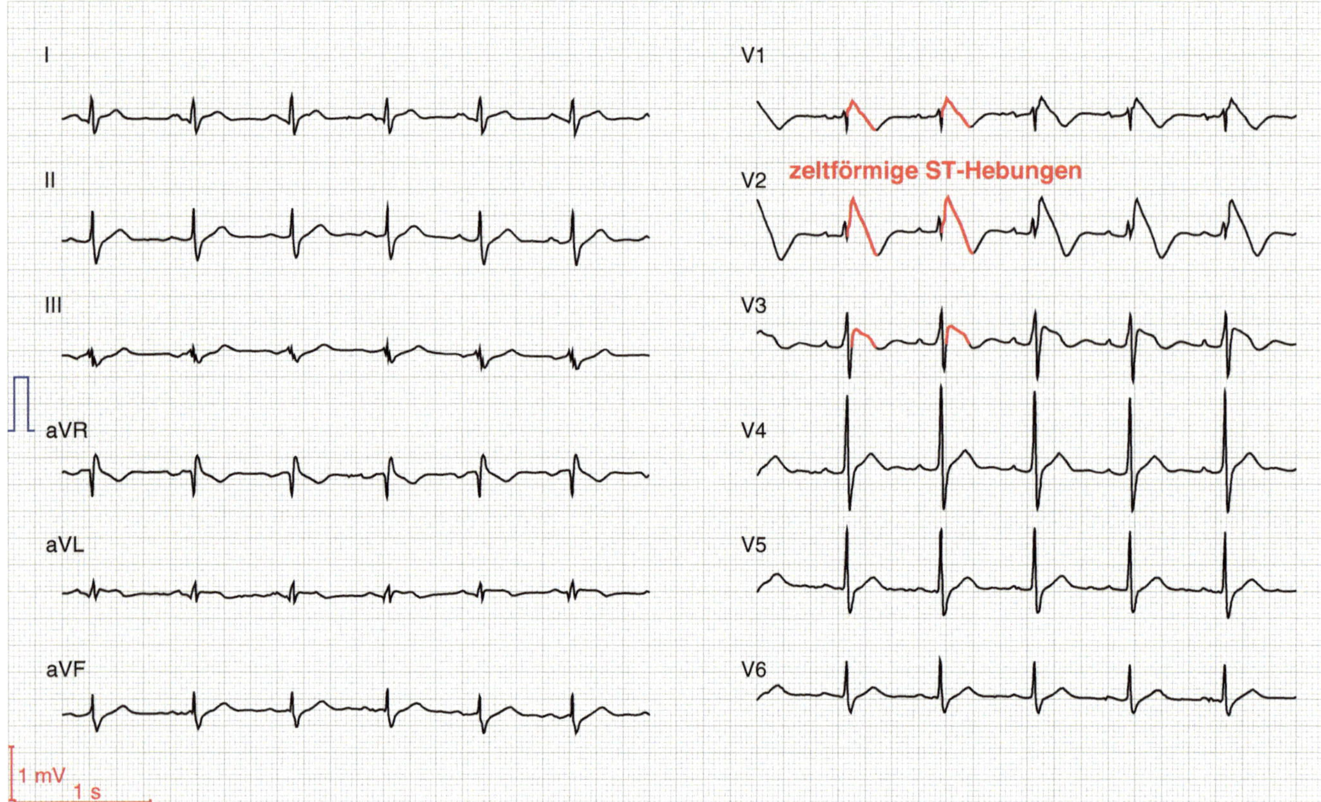

EKG

Es findet sich eine zeltförmige ST-Strecken-Hebung in den Ableitungen V1–V3. Dies ist weder ein Rechtsschenkelblock noch ein STEMI, sondern ein pathognomonisches EKG für das …

Diagnose

Brugada-Syndrom

Procedere

- ICD-Implantation nach individueller Risikoabschätzung
- Familienscreening
- Da Fieber beim Brugada-Syndrom Auslöser von Rhythmusstörungen sein kann: ab 38,5 °C rasche Fiebersenkung (plus Infektdiagnostik)

► **Merke** ***Das Brugada-Syndrom ist eine angeborene Ionenkanalerkrankung, die zu malignen Rhythmusstörungen prädestiniert; besondere Vorsicht muss bei Medikamentengabe an Brugada-Patienten gelten – siehe http://www.brugadadrugs.org/avoid/***

Anmerkung: Brugada-verdächtig sind mittlerweile nur noch die hier gezeigten typisch zeltförmigen EKG-Veränderungen; die früher unter „Brugada Typ 2 und 3" zusammengefassten sattelförmigen ST-Strecken-Veränderungen sind üblicherweise harmlos.

EKG 58: 67-jährige Frau, anbehandelter Luftwegsinfekt

Anamnese

67-jährige Frau. Selbstvorstellung aufgrund anhaltender Beschwerden bei oberem Atemwegsinfekt, seit 3 Tagen unter Clarithromycin. Sehr lange Medikamentenliste mit diversen Psychopharmaka

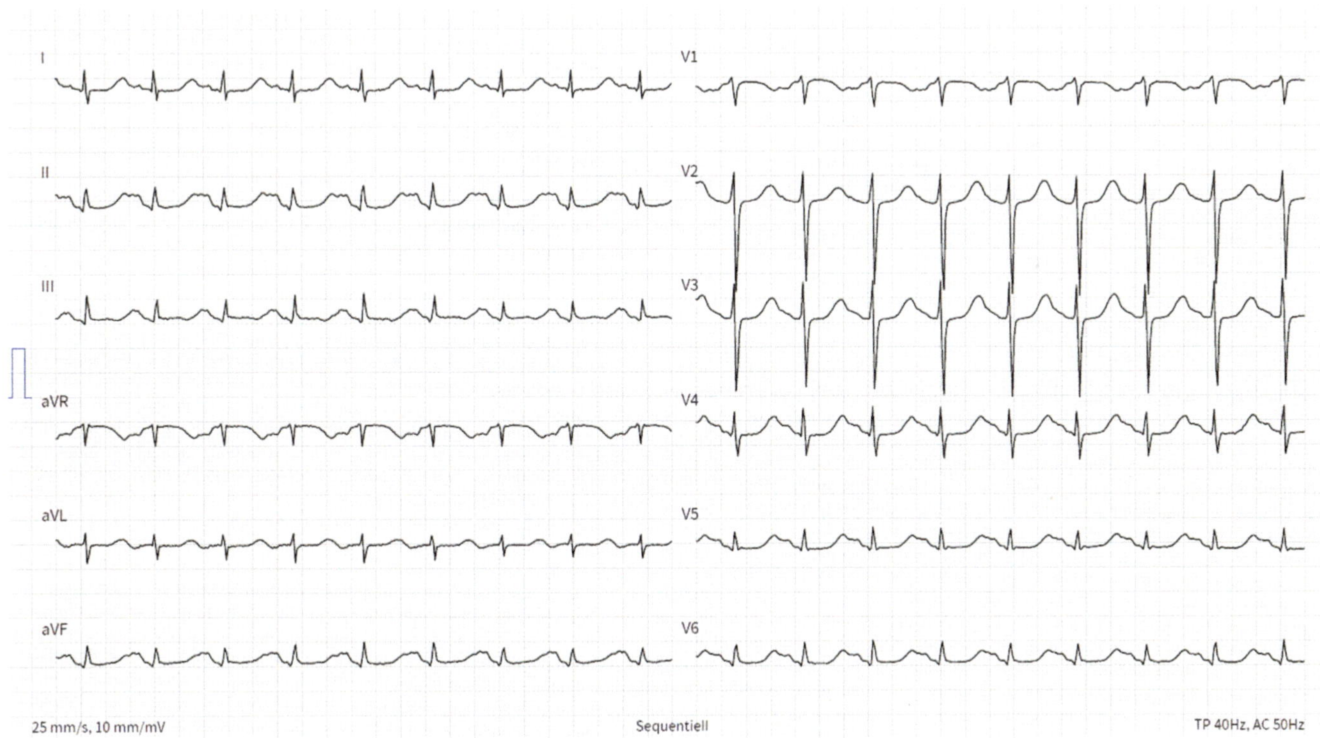

E. Ratzenböck et al., *EKG an 60 Fällen lernen und üben*, https://doi.org/10.1007/978-3-662-60615-5_68

EKG 58 **HF 106 /min**

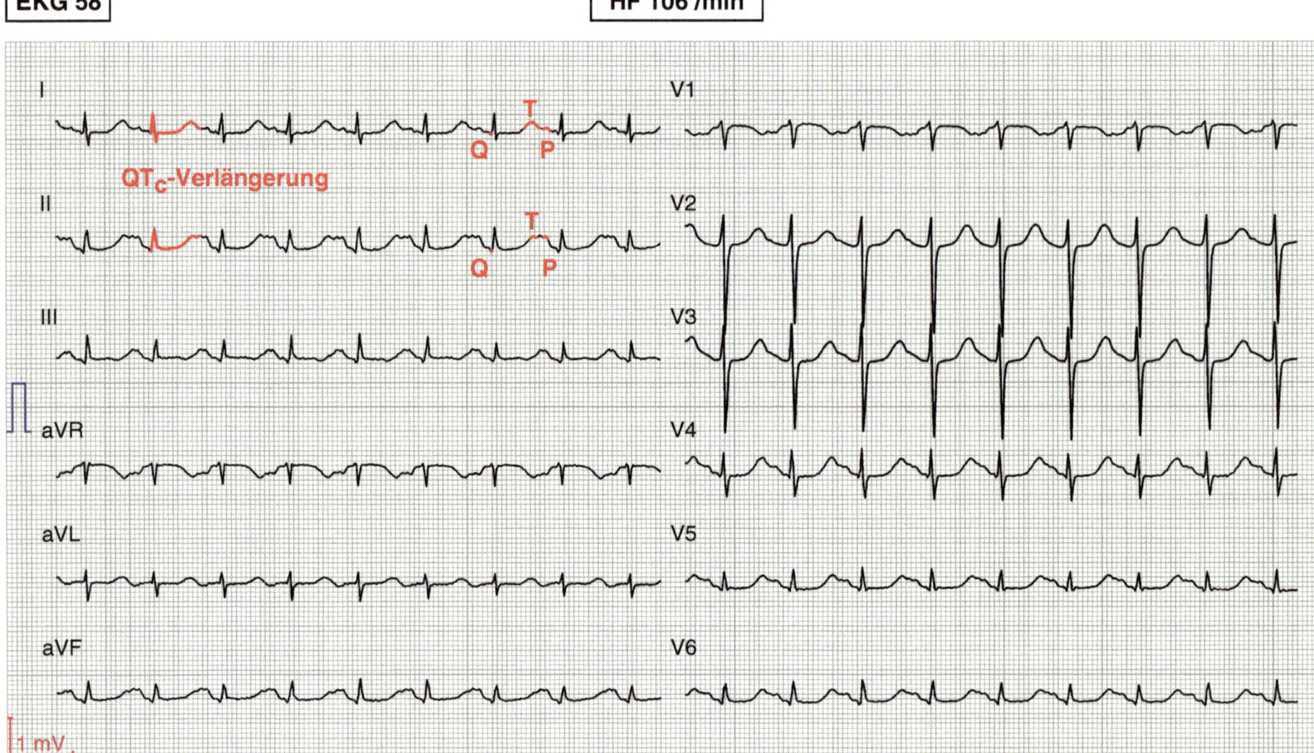

EKG

Hier fällt auf, dass die T-Wellen sehr nahe an den darauffolgenden P-Wellen liegen.

Diagnose

QT-Zeit-Verlängerung

Die Verlängerung der QTc-Zeit kann angeboren oder medikamentös induziert sein und maligne Rhythmusstörungen, insbesondere Torsades de pointes, verursachen.

Procedere

- Hier: Überdenken der Medikationsliste
- Bei angeborenem Long-QT-Syndrom: rhythmologische Abklärung, ggf. ICD-Implantation

▶ **Merke** ***Faustregel: Die QT-Zeit ist zu lang, wenn sie größer ist als 50 % des Abstandes zwischen 2 R-Zacken.***

EKG 59: 77-jähriger Mann mit Übelkeit

Anamnese

77-jähriger Mann. Aufnahme ins Krankenhaus vor einigen Tagen aufgrund einer kardialen Dekompensation bei tachykardem Vorhofflimmern. Jetzt starke Übelkeit

Vorbefundlich bekannte koronare 3-Gefäß-Erkrankung (Zustand nach Stenting einer RCA-Re-Stenose vor 4 Wochen) und Zustand nach Aortenklappenersatz bei hochgradiger Aortenklappenstenose.

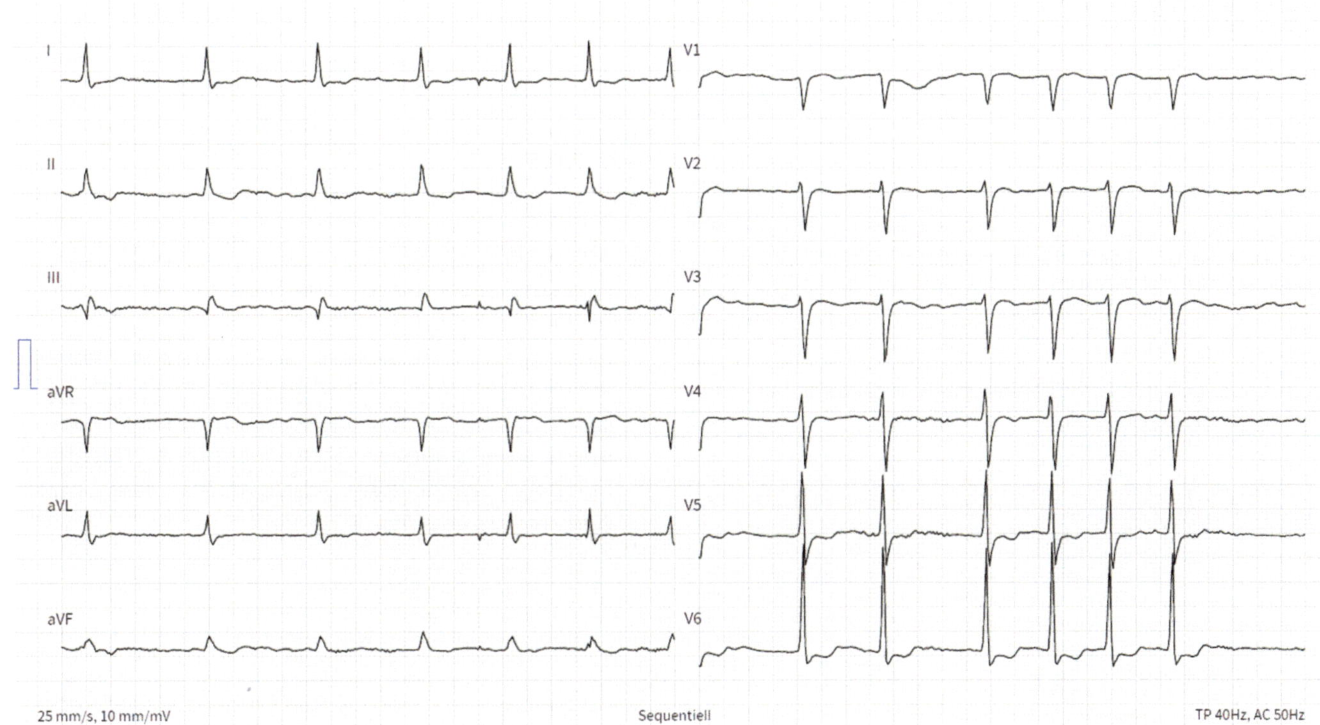

E. Ratzenböck et al., *EKG an 60 Fällen lernen und üben*, https://doi.org/10.1007/978-3-662-60615-5_69

EKG 59 HF 81 /min

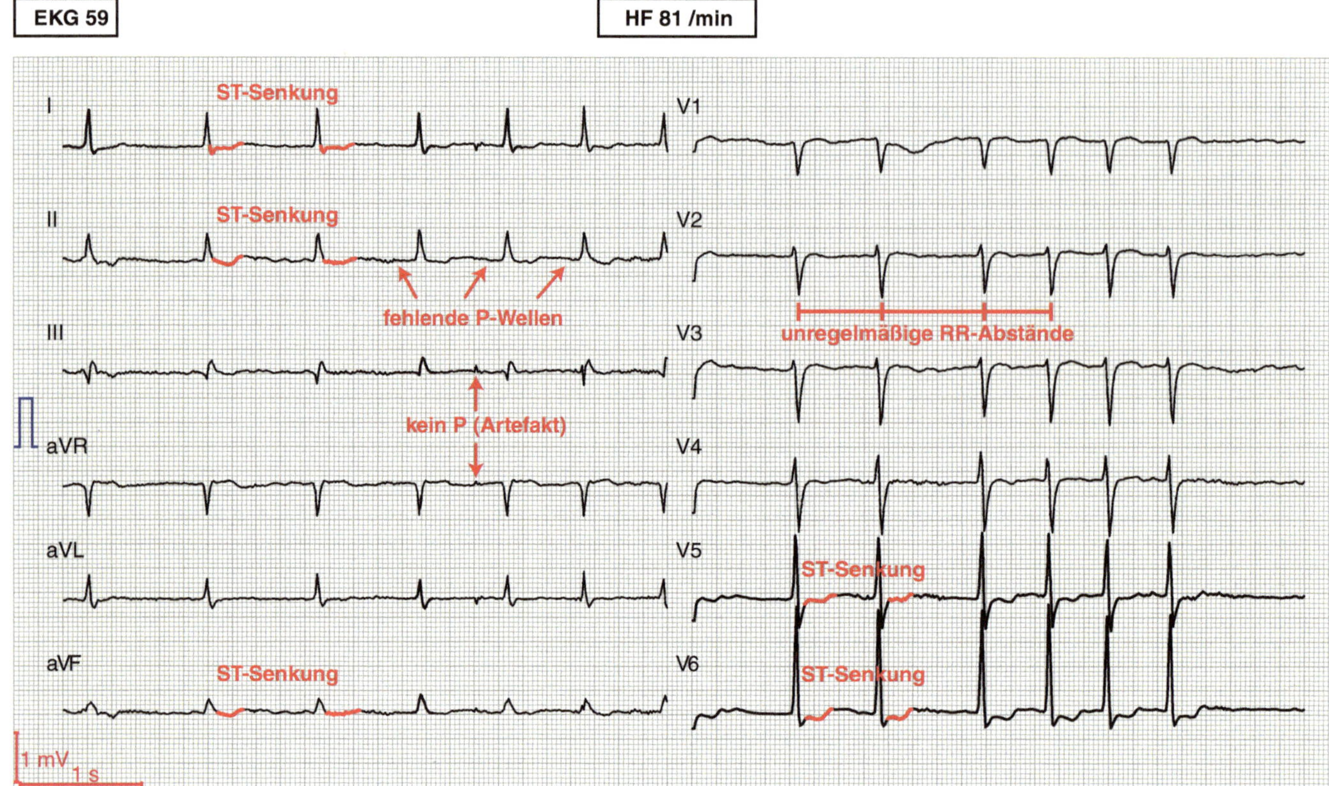

EKG

Es findet sich ein mittlerweile normofrequentes Vorhofflimmern (unregelmäßige QRS-Abstände, keine P-Wellen sichtbar). Zudem zeigen sich ST-Strecken-Senkungen in I, II, aVF, V5/V6. Hierbei könnte es sich um ischämische Veränderungen handeln. Tatsächlich handelte es sich um eine Digitalisintoxikation bei jüngst begonnener Digitalismedikation aufgrund des tachykarden Vorhofflimmerns bei zunehmender Niereninsuffizienz.

Diagnose

Digitalisintoxikation

Procedere

Digitalis pausieren, ggf. Antidottherapie

▶ **Merke** ***Bei ST-Strecken-Senkungen (nicht immer klassisch muldenförmig!) und bestehender Digitalismedikation immer auch an die Möglichkeit einer Digitalisintoxikation denken. ST-Senkungen können jedoch auch schon bei therapeutischen Digitalisspiegeln auftreten; weitere EKG-Zeichen einer Digitalisintoxikation können AV-Blockierungen, QTc-Verkürzung, ventrikuläre Extrasystolen oder auch Kammertachykardien sein.***

EKG 60: 74-jähriger Mann, Zustand nach Reanimation bei Asystolie

Der besondere Fall

Anamnese

74-jähriger Mann. Schockraumzuweisung bei Zustand nach Reanimation und Intubation bei Asystolie. ROSC (Wiedererlangung des Spontankreislaufs) nach 3-maliger Adrenalingabe nach 8 Minuten. Aktenanamnestisch sind ein metabolisches Syndrom sowie ein Rechtsschenkelblock bekannt.

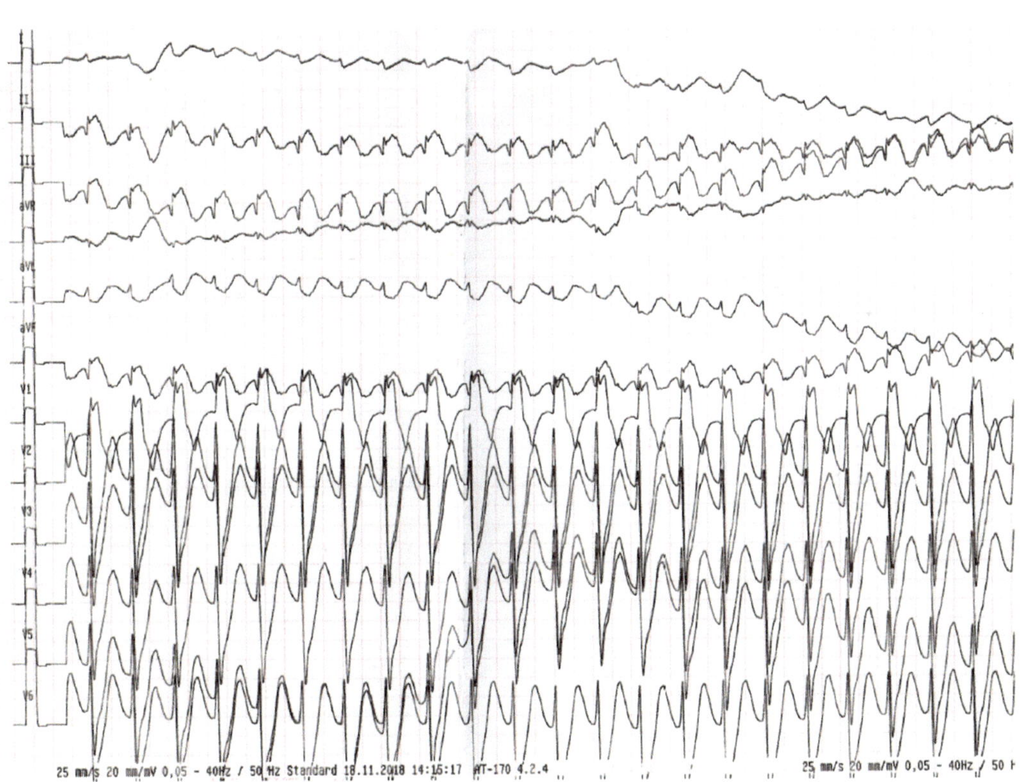

E. Ratzenböck et al., *EKG an 60 Fällen lernen und üben*, https://doi.org/10.1007/978-3-662-60615-5_70

EKG 60

HF 138 /min

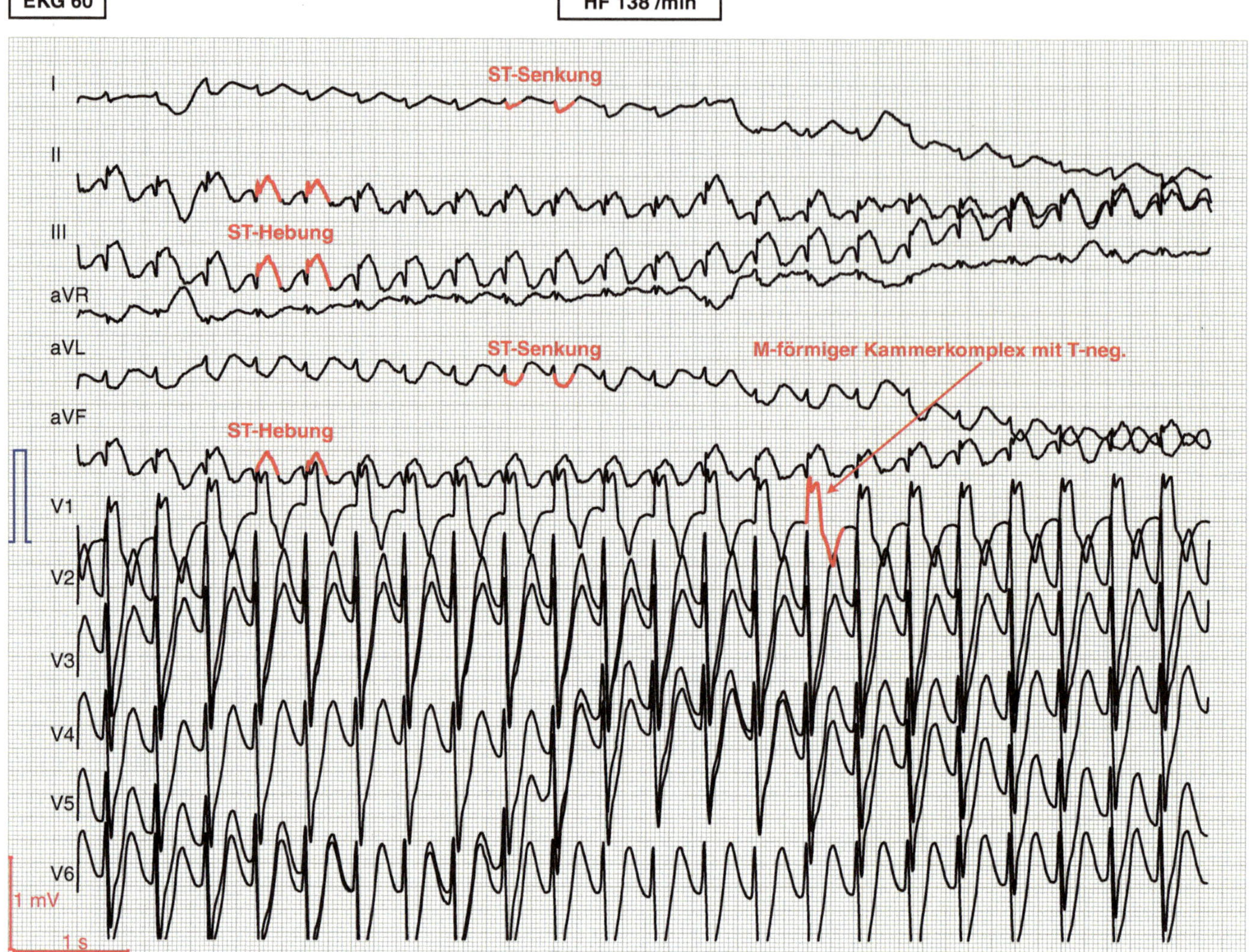

EKG

Es zeigt sich ein kompletter Rechtsschenkelblock (vorbekannt) mit ST-Strecken-Hebungen in Ableitung II, III und aVF sowie spiegelbildliche ST-Strecken-Senkungen in Ableitung I und aVL.

Diagnose

ST-Strecken-Hebungs-Infarkt (STEMI) der Hinterwand ?? --- dachten wir auch. Die Koronarangiografie zeigte aber offene Koronargefäße. Zur Ursachensuche für den Herzstillstand wurde im Anschluss ein Ganzkörper-CT durchgeführt, in dem sich eine infauste **zerebrale Massenblutung** zeigte.

▶ **Merke** ***ST-Strecken-Hebungen im EKG können auch neurologisch bedingt sein („neurogenic stunned myocardium") – daran denken bei ST-Strecken-Hebungen plus***

- ***Kopfschmerzen,***
- ***neurologische Ausfälle,***
- ***Zustand nach nicht defibrillierbarem Rhythmus – Asystolie und PEA (pulslose elektrische Aktivität) – in einer Reanimationssituation. (siehe: Ratzenböck E, Kühne M, Stalder M. An inferior STEMI...or not? Dtsch. Ärzteblatt Int. 2019; 116:528)***

Teil III

Ergänzende Informationen

Differenzialdiagnose Breitkomplextachykardie

Inhaltsverzeichnis

Definition, Ursachen, Anamnese

Eine Breitkomplextachykardie ist definiert durch eine QRS-Breite von >120 ms und einer Herzfrequenz von >100 Schlägen pro Minute.

Ursache einer Breitkomplextachykardie können eine Kammertachykardie (VT) oder aber eine supraventrikuläre Tachykardie (SVT) mit Schenkelblock sein. Der Schenkelblock kann vorbestehend sein oder nur während der supraventrikulären Tachykardie bestehen, in letzterem Fall wird dies als Aberration bezeichnet. Eine weitere, allerdings seltene Ursache einer Breitkomplextachykardie ist eine supraventrikuläre Tachykardie mit Präexzitation (antegrade Leitung über eine akzessorische Bahn), welche hier nicht besprochen wird.

Grundsätzlich ist bei einer Breitkomplextachykardie in 80 % der Fälle von einer Kammertachykardie auszugehen. Dennoch ist die Unterscheidung einer VT und einer SVT nach Abschluss der Akutversorgung bezüglich Management und Prognose wichtig.

Abgesehen vom EKG bietet die Anamnese diesbezüglich wichtige Informationen:

Bei jungem Alter (<35 Jahre), falls schon mal eine supraventrikuläre Tachykardie aufgetreten ist und keine Hinweise auf eine strukturelle Herzerkrankung bestehen, ist eine SVT wahrscheinlicher.

Bei älteren Patienten, bei stattgehabtem Myokardinfarkt, bekannter Herzinsuffizienz, bekannter struktureller Herzerkrankung sowie bei hämodynamischer Instabilität liegt eher eine Kammertachykardie vor.

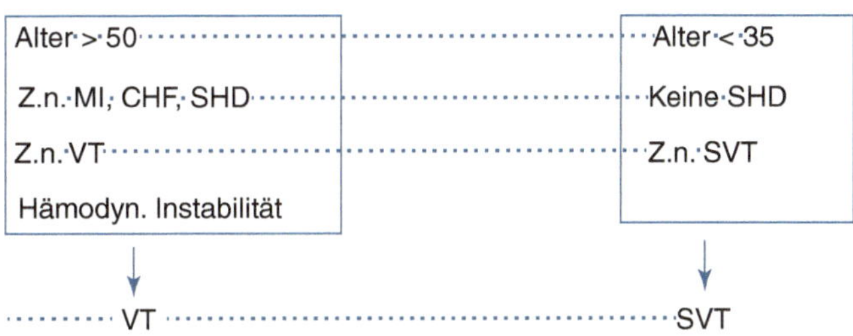

E. Ratzenböck et al., *EKG an 60 Fällen lernen und üben*, https://doi.org/10.1007/978-3-662-60615-5_71

EKG-Diagnostik

Im EKG besteht der erste Schritt darin, Hinweise auf eine AV-Dissoziation zu suchen. Diese sind der Beweis für eine Kammertachykardie, da sie zeigen, dass die Kammern unabhängig von den Vorhöfen aktiviert werden:

Das erste Zeichen einer AV-Dissoziation ist eine unabhängige Vorhofsaktivierung während der Breitkomplextachykardie (P-Wellen laufen durch).

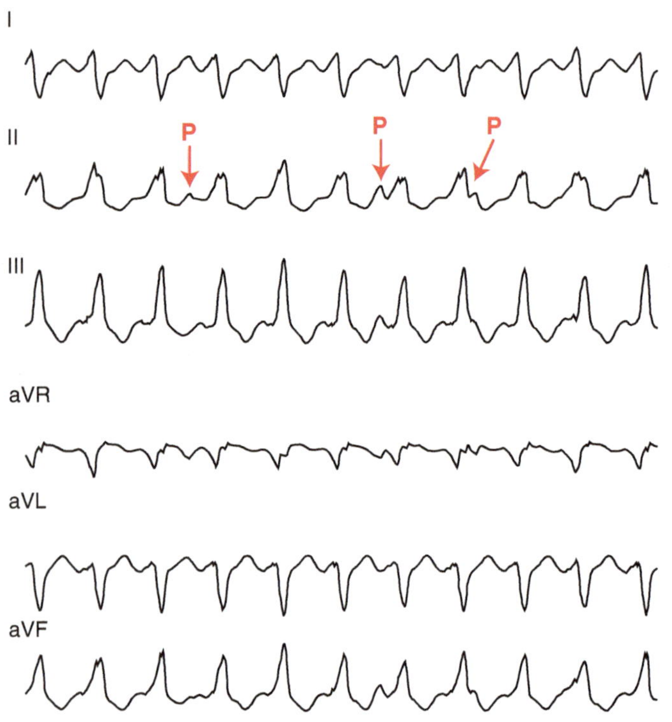

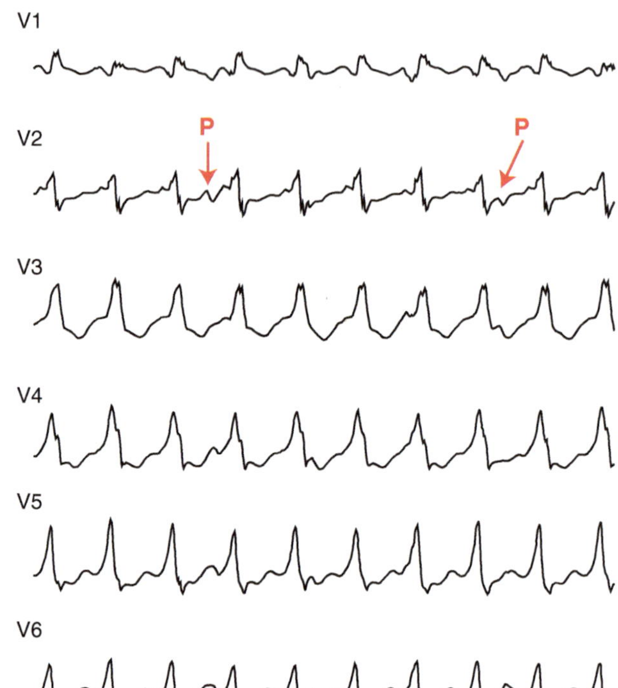

Das zweite Zeichen für das Vorliegen einer AV-Dissoziation und somit eben auch Beweis einer VT ist das Vorliegen von „Capture beats" oder „Fusion beats" (Sinusschläge „schlagen durch"). Im Falle von „Capture beats" zeigen sich schmale QRS-Komplexe, im Falle von „Fusion beats" QRS-Komplexe, die etwas schmaler sind als die übrigen QRS-Komplexe der Tachykardie (aber nicht so schmal wie die „Capture beats").

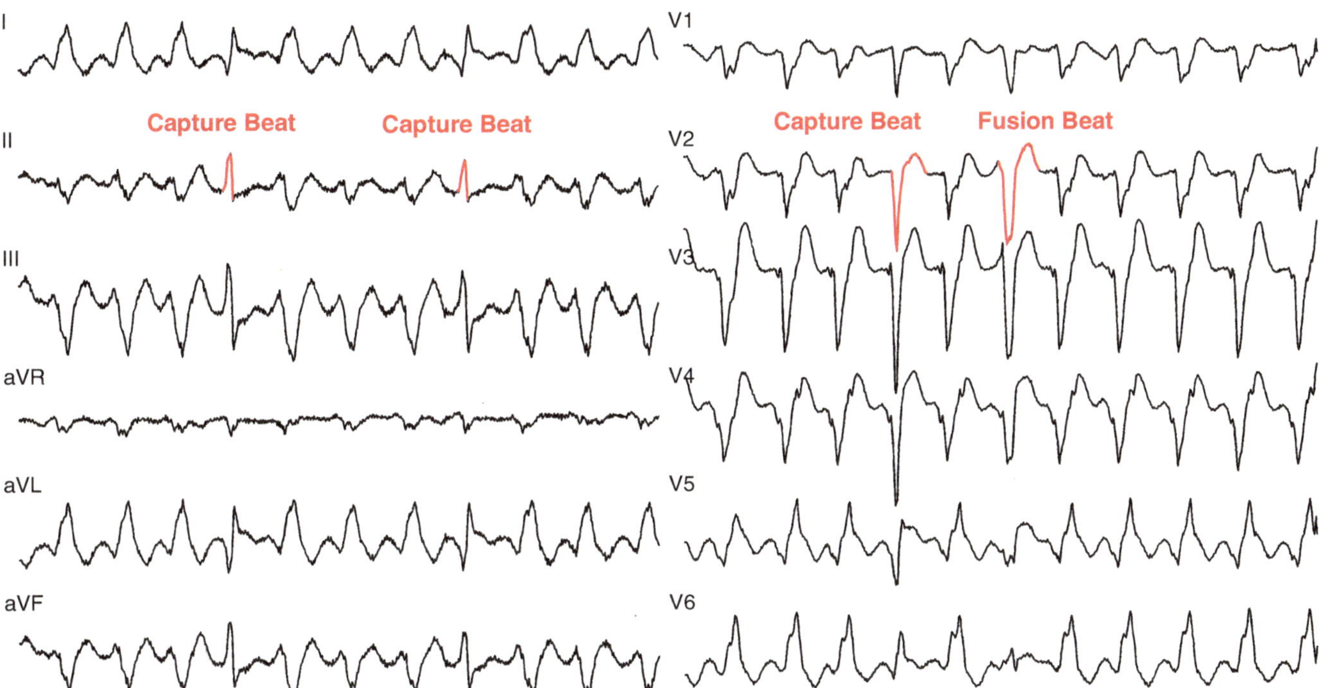

Beide Zeichen sind unabhängig voneinander als Beweis einer Kammertachykardie anzusehen.

Falls keine Zeichen einer AV-Dissoziation sichtbar sind, liegt der Fokus auf der Analyse der Morphologie der QRS-Komplexe. Dabei soll zunächst anhand der Ableitung V1 entschieden werden, ob es sich bei der Breitkomplextachykardie um eine rechtsschenkelblockartige (V1 dominant positiv) oder linksschenkelblockartige (V1 dominant negativ) Morphologie des QRS-Komplexes handelt (s. EKG 24/25 bzw. 29/30). Falls die Breitkomplextachykardie eine typische Schenkelblockmorphologie zeigt, spricht dies sehr stark für das Vorliegen einer SVT mit Aberration.

Beispiele einer SVT mit Aberration:

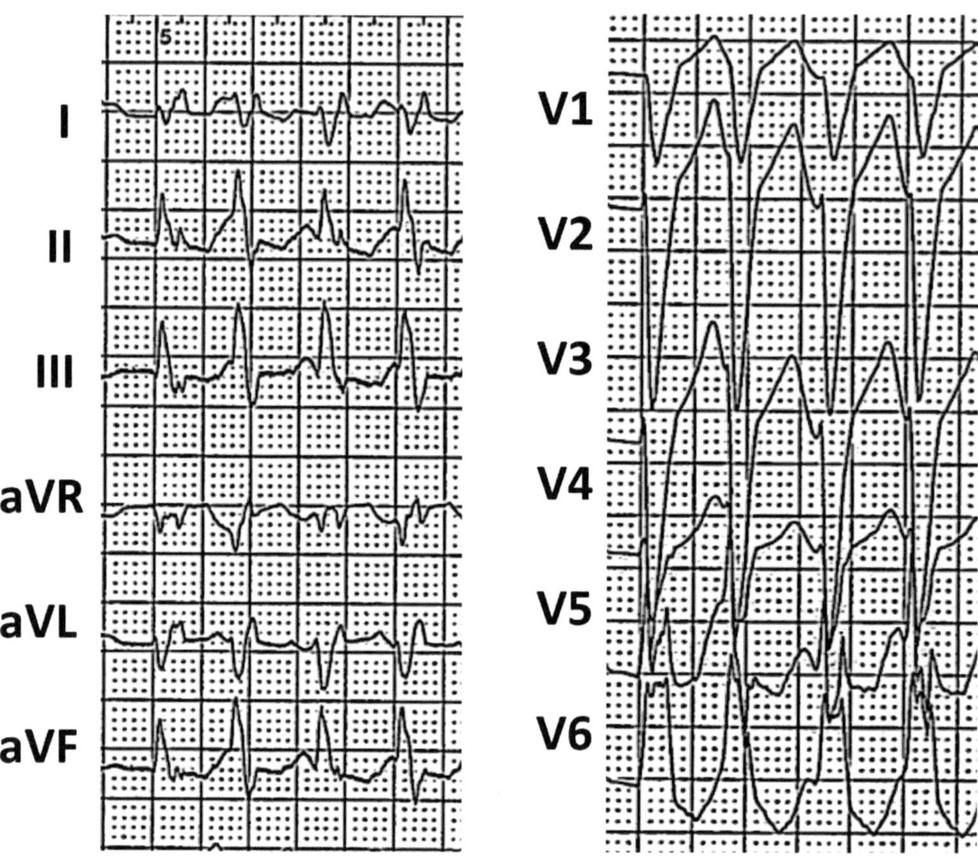

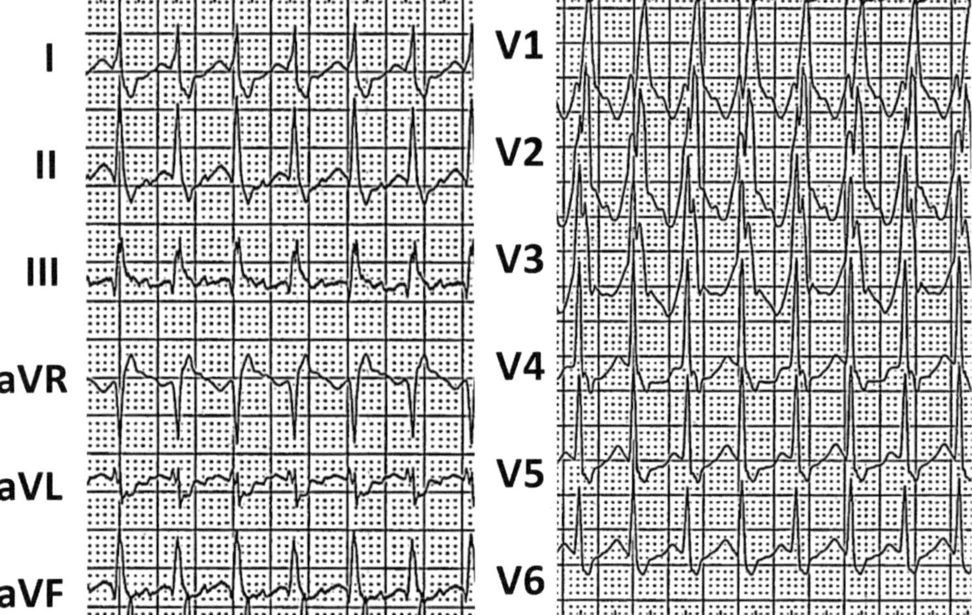

Im Gegensatz dazu spricht das Vorliegen einer schenkelblockuntypischen Morphologie für eine Kammertachykardie.

Elektrische Kardioversion

Inhaltsverzeichnis

Ziel

Überführung einer supra- oder ventrikulären Tachykardie (in letzterem Fall: bei Patienten mit Puls) in einen normofrequenten Sinusrhythmus

Vorbereiten

- Defibrillator
- Absaugeeinheit
- O_2-Brille
- i.v.-Zugang
- Kurznarkotikum, z. B. Disoprivan (Propofol®)
- Analgetikum, z. B. Fentanyl
- Infusion, z. B. 500 ml Ringerlösung

Voraussetzung

- Instabiler Patient: sofortige Durchführung
- Stabiler Patient:
  - Nüchtern seit mindestens 4 Stunden
  - Vorher TEE, außer bei konsequenter Einnahme einer oralen Antikoagulation seit 4 Wochen, bei Marcumar INR-Einhaltung (INR 2,0–3,0) im Patientenausweis kontrollieren

Durchführung

- Patientenaufklärung.
- «Defi-Pads» auf den Thorax kleben, rechten Pad unterhalb der rechten Klavikula, linken Pad links lateral der Brustwarze; bei Schrittmacher- oder ICD-Patienten mindestens 8 cm Abstand zum Aggregat halten.
- I.v.-Kurznarkose, z. B. Beginn mit Propofol 50 mg, 10 mg-weise steigern bis Narkoseeintritt; ggf. Kombination mit Fentanyl 0,05 mg-weise durchführen.
- Sichere Wirkung z. B. mit Lidreflex (Lider berühren, Patient reagiert nicht mehr) prüfen.
- „SYNC"-Modus am Gerät wählen, dadurch Sicherstellung einer R-Zacken-getriggerten Schockabgabe und Verhinderung eines durch den Schock ausgelösten Kammerflimmerns.
- Defibrillator laden.
- Sicherstellen, dass niemand während der Schockabgabe den Patienten berührt.
- Schock auslösen, im Anschluss Rhythmus am Monitor kontrollieren; 12-Kanal-EKG bei Erfolg; falls kein Erfolg erneuter Schock (zuvor Narkose überprüfen, ggf. vertiefen) indiziert.
- Überwachen, bis sichere Schutzreflexe wieder vorhanden sind; **Cave**: die Zunge sinkt oft zurück → bei Sättigungsabfall Esmarch-Handgriff (Unterkiefer anheben).
- Im Anschluss Antikoagulation für mindestens 4 Wochen empfohlen, im Anschluss je nach CHA2DS2-Vasc-Score.
- Keine aktive Teilnahme am Straßenverkehr am Kardioversionstag.

E. Ratzenböck et al., *EKG an 60 Fällen lernen und üben*, https://doi.org/10.1007/978-3-662-60615-5_72

CHA2DS2-Vasc-Score

Inhaltsverzeichnis

Ziel und Parameter des CHA2DS2-Vasc-Score

Zeigt, ob bei einem Vorhofflimmern oder -flattern eine Antikoagulation notwendig ist.

Parameter:

- Congestive Heart Failure (Herzinsuffizienz): 1 Punkt
- Hypertension: 1 Punkt
- Age ≥ 75 J.: 2 Punkte
- Diabetes mellitus: 1 Punkt
- Z. n. Stroke/TIA: 2 Punkte
- Vascular Disease (bekannte KHK, pAVK, aortale Plaques): 1 Punkt
- Age ≥ 65 J.: 1 Punkt
- Sex: 1 Punkt für weibliche Patienten

Ab ≥ 1 Punkt wird eine Antikoagulation empfohlen (NOAK oder Vitamin K-Antagonist), außer es handelt sich um Frauen, die lediglich 1 Punkt für den Unterpunkt „Sex" erzielen.

Antikoagulation

Aufgrund des besseren Nebenwirkungsprofils wird der Neubeginn einer Antikoagulation mittlerweile nur noch mit NOAK empfohlen, außer bei gleichzeitigem Vorhandensein einer künstlichen Herzklappe oder Mitralklappenstenose.

Vertreter mit Dosierung bei Rhythmusstörungen:

- Apixaban = Eliquis®, GFR > 30: 2 x 5 mg; GFR 15-30: 2 x 2,5 mg (falls ≥ 2 von 3 Kriterien (Krea ≥ 133 µmol/l; Alter ≥ 80 J.; KG ≤ 60 kg) zutreffend); GFR < 15: kontraindiziert
- Dabigatran = Pradaxa®, GFR > 50: 2 x 150 mg; GFR 30-50: 2 x 110 mg; GFR < 30: kontraindiziert
- Edoxaban = Lixiana®, GFR > 50: 1 x 60 mg; GFR 15-50: 1 x 30 mg; GFR < 15: kontraindiziert
- Rivaroxaban = Xarelto® GFR > 50: 1 x 20 mg; GFR 15-50: 1 x 15 mg; GFR < 15: kontraindiziert.

E. Ratzenböck et al., *EKG an 60 Fällen lernen und üben*, https://doi.org/10.1007/978-3-662-60615-5_73

Medikamente

Inhaltsverzeichnis

Atropin

Wi.: Parasympatholytikum
Ind.: hämodynamisch relevante Bradykardien
KI.: AV-Block II° Mobitz, AV-Block III°
Dos.: 0,5 mg i.v. repetitiv bis max. Gesamtdosis 3 mg

Adenosin (Adrekar®, Krenosin®)

Wi.: Blockierung der AV-Überleitung über wenige Sekunden
Ind.: regelmäßige Schmalkomplextachykardien
KI.: Asthma bronchiale
Dos.: 6 mg als Bolus sehr rasch i.v.; bei Nichtwirksamkeit 12 bzw. 18 mg i.v.

Adrenalin

Wi.: Katecholamin; Vasokonstriktion, positiv inotrop und chronotrop
Ind.: Reanimation, hämodynamisch instabile Bradykardien
KI.: in Akutsituation keine
Dos.: Perfusor: 2–10 mcg/min; Reanimation: 1 mg i.v.; Anaphylaxie: 0,5 mg i.m.

Amiodaron (Cordarex®, Cordarone®, Sedacoron®)

Wi.: Kaliumkanalblocker (Klasse-III-Antiarrhythmikum)

E. Ratzenböck et al., *EKG an 60 Fällen lernen und üben*, https://doi.org/10.1007/978-3-662-60615-5_74

Ind.: akute Breit- und Schmalkomplextachykardien mit Herzinsuffizienz
KI.: in Akutsituation nur Schwangerschaft; ansonsten: Schilddrüsenfunktionsstörungen, Lungenfibrose, Lebererkrankungen u. a.
Dos.: 150–300 mg i.v.

ASS (Acetylsalicylsäure, Aspirin®)

Wi.: Thrombozytenaggregationshemmung
Ind.: akutes Koronarsyndrom
KI.: schwere Gerinnungsstörungen, aktive Blutungen, durch Salizylate ausgelöstes Asthma, aktive Magen-/Darm-Ulzera, G6PD-Mangel u. a.
Dos.: Loading mit 250 mg i.v., dann 100 mg 1-mal/d p.o.

Atorvastatin (Sortis®)

Wi.: HMG-CoA-Reduktase-Hemmer (Cholesterinsynthesehemmung)
Ind. hier: akutes Koronarsyndrom
KI.: Muskel- und Lebererkrankungen, Schwangerschaft
Dos. hier: Loading mit 80 mg, dann 40 mg 1-mal/d (0-0-1)

Digoxin (Lanicor®)

Wi.: positiv inotrop, negativ chronotrop
Ind.: supraventrikuläre Tachyarrhythmien, Herzinsuffizienz
KI.: Hypokaliämie, HOCM, ventrikuläre Arrhythmien
Dos.: 0,25 mg i.v

Dopamin

Wi.: Inotropikum
Ind.: hämodynamisch instabile Bradykardie
Dos.: 2–20 mcg/kg/min

Furosemid (Lasix®)

Wi.: Schleifendiuretikum
Ind.: kardiale Dekompensation/Lungenödem
KI.: schwere Elektrolyt-, schwere Nierenfunktionsstörungen
Dos.: 40 mg i.v.

Heparin (Liquemin®)

Wi.: Antikoagulans
Ind. hier: STEMI
KI.: aktive Blutungen, Z.n. Heparin-induzierter Thrombopenie Typ 2
Dos. hier: 5000 IE i.v.

Isoprenalin (Isuprel®)

Wi.: Betamimetikum
Ind.: hämodynamisch relevante Bradykardien
KI.: Digitalisintoxikation, Schwangerschaft
Dos.: Start mit 1-2 mcg/min, bei fehlendem Effekt Erhöhen bis 10 mcg/min

Metoprolol (Beloc®)

Wi.: als Betablocker negativ chronotrop/inotrop/dromotrop (Klasse-II-Antiarrhythmikum)
Ind.: supraventrikuläre Tachykardien
KI.: Asthma bronchiale; gleichzeitige Therapie mit Kalziumantagonisten
Dos.: 5 mg i.v., repetieren bis 15 mg

Prasugrel (Efient®)

Wi.: Thrombozytenaggregationshemmer
Ind. hier: STEMI
KI.: aktive Blutungen, Schlaganfall/TIA in der Anamnese
Dos.: Loading mit 60 mg, im Anschluss 10 mg 1-mal/d, außer <60 kgKG und/oder > 75 J.: 5 mg 1-mal/d

Ticagrelor (Brilique®)

Wi.: Thrombozytenaggregationshemmer
Ind. hier: STEMI
KI.: aktive Blutungen, gleichzeitige Therapie mit Makrolidantibiotikum (gesteigerte Blutungsraten)
Dos.: Loading mit 180 mg; im Anschluss 90 mg 2-mal/d (1-0-1)